Zu diesem Buch

Wer weiß wirklich etwas vom Bett und seiner Geschichte? Wer weiß zum Beispiel, daß Kardinal Richelieu im Bett zu reisen pflegte? Daß einem gewissen Heiligen ein toter Heide als Kopfkissen diente? Oder daß es Betten aus Glas und solche mit Musik gegeben hat? Diese kleine Kulturgeschichte führt uns das Bett als einen Ort der Ruhe, der Lust, aber auch der Qual und des Schreckens vor und beweist damit zugleich, welch ein vernünftiges, närrisches, genüßliches, phantasievolles Wesen der Mensch ist.

Kurt Kusenberg, geboren am 24. Juni 1904 in Göteborg (Schweden) als Sohn eines deutschen Ingenieurs, verbrachte seine Kindheit in Lissabon, seine Jugend im Badischen, studierte in München, Freiburg und Berlin Kunstgeschichte und unternahm ausgedehnte Studienreisen nach Italien, England, Spanien und Frankreich. Er veröffentlichte kunsthistorische, essayistische und feuilletonistische Arbeiten in den führenden Zeitungen und Zeitschriften Deutschlands. Die Summe seiner Erfahrungen als Kunstkenner faßte er in seinem 1955 erschienenen Buch «Mit Bildern leben» zusammen. Schon früh trat er für die moderne Kunst ein und machte in Deutschland auch die Karikaturisten Raymond Peynet, Jean Effel, Albert Dubout und Charles Addams mit Vorworten zu deren Bildbänden bekannt. Auch als Nachdichter hat er sich durch seine meisterlichen Übertragungen der Lieder und Chansons von Jacques Prévert ausgezeichnet. Er war Herausgeber der Taschenbuchreihe «rowohlts monographien». Eine Auswahl seiner hintergründig-amüsanten Geschichten liegt unter dem Titel «Mal was andres» als rororo Nr. 113 vor. Kurt Kusenberg starb am 3. Oktober 1983 in Hamburg.

Kurt Kusenberg
Lob des Bettes

Eine klinophile Anthologie

Mit vielen Bett-Geschichten und
schönen Bett-Gedichten
Herausgegeben von Kurt Kusenberg
Mit 26 Bildern von
Raymond Peynet

«Im Bett zu lesen»

ro
ro
ro

Rowohlt

Umschlagentwurf Raymond Peynet
Schrift Werner Rebhuhn

107.–121. Tausend Dezember 1989

Ungekürzte Ausgabe
Veröffentlicht im Rowohlt Taschenbuch Verlag GmbH,
Reinbek bei Hamburg, Februar 1964
Copyright © 1956 by Rowohlt Verlag GmbH, Hamburg
Gesetzt aus der Garamond (Linotronic 500)
Gesamtherstellung Clausen & Bosse, Leck
Printed in Germany
780-ISBN 3 499 12687 7

Inhalt

Vorrede des Herausgebers 9
Wie man sich bettet, so liegt man 15
Technisches 22
Des Bettes Stellung 29
Die großen Klinophilen 38
Überbetten 47
Lever und Coucher 52
Bettchen, wo fährst du denn hin 57
Auf Stroh 63
Kargheit 66
Ohne Bett 69
Liebe 76
Sehnsucht und Eifersucht 86
In allen Ehren 92
Vom Brautbett zum Ehebett 101
Zu dritt 110
Katastrophen 116
Das Krankenbett 125
Angst und Tod 133
Seltsame Bettgefährten 137
Schlaf 144
Traum und Spuk 153
Kuriosa 158
Notizen am Rande 165
Das ewige Bett 168
Bibliographie 175
Namenregister 177

Das Bett ist ein Weltreich
B. M.

Die 100 Autoren

Andersen · Balzac · Bandello · Barnelt · Marschall · Bassompierre · Baudelaire · S. de Beauvoir · Benserade · Binding
Boccaccio · Gräfin Boigne · Brantôme · Brecht · Breuhaus
Brognoli · Canetti · Casanova · Cervantes · Chaucer · Chesterton · Kaiser Chi'en Wenti · Chuang-Tzu · Colette · Corrozet · Crébillon · Defoe · Dos Passos · Dostojevskij · Werner
Finck · Fontenelle · Benjamin Franklin · William Gaunt
Albrecht Goes · Goethe · Die Brüder Goncourt · Gontscharov · Gotch · Dr. Graham · Hackett · Lafcadio Hearn
Heinse · Hemingway · Hobbes · Hofmannsthal · Roger de
Hoveden · Ibsen · Jean Paul · Joyce · Erich Kästner · Keller
Laclos · Lamb · Leonardo da Vinci · Lichnowsky · Lichtenberg · Lin Yutang · Liselotte von der Pfalz · J. F. Löwen · Dr.
Maenish · Maupassant · Melville · Paul Morand · Morgenstern · Alfred Neumann · Prinzessin Orsini · Penzoldt · Petronius · Pirandello · Vera Poliakoff · Polycletus von Larissa
Propertius · Proust · Rilke · Ringelnatz · Ronsard · Saint-Simon · George Sand · Sartre · Schopenhauer · Gustav
Schwab · Ritter Hans von Schweinichen · Shakespeare · Sostschenko · Stendhal · Sterne · Stevenson · Strindberg · Swift
Tallemant des Réaux · Tasso · Thurber · Tucholsky · Verlaine
Walther von der Vogelweide · Wasianski · Whitman · Wieland
Graf Wilczek · Thomas Wolfe · Wolfram von Eschenbach

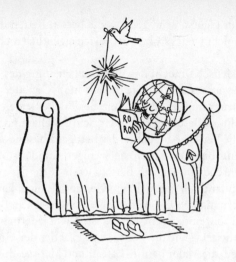

Vorrede des Herausgebers

Zu Bett, zu Bett,
Wer'n Liebchen hätt!
Wer keines hätt
Muß auch zu Bett.

Ein Buch über das Bett müßte eigentlich im Bett geschrieben und im Bett gelesen werden. Solches ergäbe die richtige Tuchfühlung zwischen dem Schreiber und dem Leser. Daß viele Leser dies Buch im Bett lesen werden, steht zu hoffen und geschähe zu ihrem Besten, denn es gibt auf Erden keinen besseren Ort als das Bett: In ihm verbringen wir das schönste Drittel unseres Lebens.

‹Warum›, fragt Ernst Penzoldt, ‹hat man dem Erfinder des Bettes noch kein Standbild gesetzt? Die alten Spartaner in allen Ehren, aber es geht doch nichts über ein gutes Bett. Ich möchte nicht der Verweichlichung das Wort reden, aber wer keine Beziehung zu einem guten Bette hat, ist gewiß auch kein guter Mensch. Als mir einmal ein Engländer versicherte, in Deutschland gäbe es die besten Betten der Welt, war ich nicht wenig stolz, obwohl ich eigentlich nichts dafür konnte.›

Der Mensch braucht das Bett zur Erhaltung des Wärmegleichgewichtes. Er hat kein Fell, kein Gefieder wie das Tier; darum muß er seinen Leib bei Tag bekleiden und ihn bei Nacht ins Bettzeug einhüllen. Schriftsteller und ihre Gebieter, die Verleger, brauchen das Bett ganz besonders dringlich, denn ohne es hätten sie weniger Kunden; Millionen von Menschen pflegen im Bett zu lesen.

Leider läßt sich nunmehr ein Geständnis nicht länger hinauszögern: daß unsere Anthologie keineswegs im Bett, sondern am Schreibtisch entstanden ist. Nicht jedermann ist ein Bett-Arbeiter – wie die Politiker Alexander der Große und Richelieu, die Maler Fantin-Latour und Matisse, die Schriftsteller Mark Twain und Proust. Doch was verfängt's? Ein Pferdebuch wird ja auch nicht im Sattel und ein Fliegerbuch nicht im Flugzeug verfaßt. Auf die innere Vorstellung kommt es an, und die lag zu Bett, während das Buch entstand.

Sie lag auf der ägyptischen Gurten-Couch und der griechischen *Klinē*, sie sielte sich im Bettluxus der Römer, sie nahm die Strohsäcke des frühen Mittelalters in Kauf, sie begrüßte frohlockend die Matratzen des späten Mittelalters, sie erlebte in der Renaissance die Renaissance der Bettkultur, die über die Französische Revolution hinaus anhielt bis ins Empire, und sie ruhte in den schlichten Kastenbetten des Biedermeier. Das Bett ward ihr zum Mittelpunkt der Welt – wie in den Versen von Werner Finck:

Meines Lebens A und Z
Sind der Diwan und das Bett.
Freundschaft, Liebe und Verkehr:
Sekundär! Sekundär!
Hier entstand der Wunsch nach mir.
Zeugung, Ankunft, alles hier.

Und mein Sterben wird allein
Weicher durch die Kissen sein.
Ach, und nehmt mir mein Skelett
Ganz zuletzt erst aus dem Bett!

Das Bett ist ein mütterliches Möbel, es spendet Ruhe und Trost. In dem Roman *Geburt* schreibt Mechtilde Lichnowsky: ‹Mit der Erfindung des Bettes wurde dem Menschen eine wirkungsvolle Parade gegen die in Gottes unerforschlichem Ratschluß ausgewählten Prüfungen des Individuums in die Hand gegeben.› Was tat Karl XII. nach der Niederlage bei Poltawa? Er begab sich in die Türkei, legte sich dort ins Bett und blieb 16 Monate darin. Ohne das Bett hätte er den Schicksalsschlag schwerlich verwunden.

Extremer ist der Fall eines Franzosen namens Raoul Duval. 1946 entdeckte man, daß der damals 36jährige nicht weniger als 18 Jahre im Bett verbracht hatte, weil er von der Welt nichts wissen wollte. Er hatte während der ganzen Zeit keine Zeitungen gelesen, kein Radio gehört und es sich ausdrücklich verbeten, gesprächsweise über den Lauf der Geschichte unterrichtet zu werden; nur durch Zufall war die Kunde vom Zweiten Weltkrieg zu ihm gedrungen. Nun, Herr Duval war ein Menschenfeind. Er haßte – nach eigener Aussage – Männer wie Frauen, er haßte die ganze Welt und brachte es durch jahrelange Übung dahin, überhaupt nichts mehr zu denken, sondern nur noch im Bett zu liegen und gegen das Leben zu streiken. Ohne Bett aber hätte er dies nicht vermocht; ohne Bett hätte er (es gibt keine andere Alternative) Selbstmord begehen müssen.

Wir erkennen demnach, daß das Bett exterritorial ist – und zwar in allen Staaten: ein Ort außerhalb der Welt. (In Kolumbien hat man das eingesehen; dort darf niemand im Bett verhaftet werden.) Zweifach panzert sich der Mensch, ein Höhlenbewohner, gegen die Welt: erstens durch seine Wohnhöhle, die er Wohnung nennt, und zweitens durch seine Schlafhöhle, das Bett. Vergliche man die Wände der

Wohnung mit einer Nußschale, so wäre das Bett jene feine Haut um den Nußkern, den Menschen. Das Bett ist sein Intimstes, eine Art erweitertes Hemd; es riecht wie er, es ist fast er selber. Darum hat Joachim Ringelnatz seinem Gedicht über das Bett folgenden Titel gegeben:

Mein Riechtwieich

Gutes Bettchen du!
Ich gehe jetzt in dich. Gute Nacht!
Wünsche angenehme Ruh. –
Und auf einmal ist's wieder früh,
Bin ich wieder aufgewacht,
Habe dich naß gemacht,
Herzeleid – Pupo – Pipü.

Bett, ich falle in dich, du mein Bett.
Ich will nichts mehr wissen.
Sticke mich tot mit Gänsekissen.
Ich pfeife auf Schweinskotelett
Und Schutzmann und Feuer im Haus;
Mir ist alles egal.
Eigentlich müßte ich noch einmal –
Aber ich zwing's heute nicht.
Bitte – lie Bett – puste das Licht –

Altes Bett, hallo!
Wir brechen in dich hinein;
Ja schau nur: zu zwei'n!
Nun knurre, knarre nicht so.
Heute geht's stürmisch zu.
Anna, komm doch! Ich friere. Huhu!
Möge uns Gott verzeihn.
Aber das wissen nur Anna und ich und du.

> Bettchen, wo fährst du denn hin?
> Nun gut, fahr immer zu.
> Im Kreis und auf die Reise.
> Nach Afrika. Wir besuchen ein Gnu.
> Gute Nacht, Anna, ich bin –
> Müde bin ich Känguruh.

Man könnte argwöhnen, die letzte Zeile des Gedichtes sei bloß des Reimes wegen hingesetzt. Wir jedoch nehmen an, daß sie dem Unterbewußtsein entstiegen ist, denn der Beutel der Känguruhmutter gleicht in jeder Hinsicht dem mütterlichen Bett. Übrigens schätzen frühere Zeiten es nicht, wenn das Bett wie der Schläfer roch; man legte duftende Blumen oder Kräuter hinein: Rosen, Veilchen, Lavendel, Majoran, Safran, Rosmarin, Himmelsschlüssel, und parfümierte die Laken, mitunter in der Nebenabsicht, stimulierende Wirkungen hervorzurufen.

Es versteht sich, daß das Bett im Volksglauben keinen geringen Rang einnimmt. Die ersten Träume im neuen Bett, heißt es, seien vorbedeutend, und man könne, wenn man die Bettlade kräftig trete, das Bild des Zukünftigen erscheinen lassen. Wenn Frau Holle ihr Bettzeug schüttelt, schneit es auf Erden; wie ein weißes Laken sinkt der Schnee auf die Welt und hüllt sie ein, mild, rein und beschützend.

Wieviel Politik noch heute im Bett gemacht wird, läßt sich schwerlich sagen. Die Gefährtinnen unserer Weltlenker bleiben verborgener als einst die Mätressen der Könige. Da jedoch die Spionage an der Politik einen erklecklichen Anteil hat, darf man ruhig annehmen, daß – auf Umwegen – viel Politik aus dem Bett herrührt.

Eine Einleitung soll kurz sein – sonst wird sie ungern oder gar nicht gelesen. Darum beschließen wir die unsere rasch mit den zehn ersten Zeilen eines Lobgesanges, den ein französischer Dichter des 16. Jahrhunderts, Giles Corrozet, dem Bett gewidmet hat. Sie lauten in freier Übertragung:

Bett, du bist köstlich, zart und weich,
Bett, deinen Daunen kommt nichts gleich,
Bett, deine Süße hat's mir angetan,
Bett, dein Bezug – er gleicht dem weißen Schwan.
Bett, deine Laken fein und gut
Erfreu'n den Schläfer, der darinnen ruht.
Bett, deine Decke widersteht
Der Kälte, die durchs Zimmer geht,
Und hüllt die müden Glieder ein.
O Bett, des Hauses schönster Schrein!

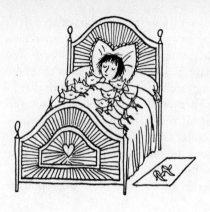

Wie man sich bettet,
so liegt man

Es deckt einen da keiner zu.
Bertolt Brecht

Die Betten der frühen Gotik, des Rokoko und des Empire sind auffallend klein, doch nicht deshalb, weil die Menschen damals kleiner waren als heute, sondern weil sie halbsitzend schliefen. Man hatte Angst vor Räubern, vor Mördern, man wollte bei Gefahr schnell aus dem Bett springen können; im Schlafraum brannte das Licht die ganze Nacht hindurch, vorsichtshalber.

Bis zum 13. Jahrhundert wickelten sich die Schläfer in ihre schmalen Laken ein wie in einen Kokon; erst später kamen sie darauf, daß man die Laken auch breiter weben könne. Immanuel Kant griff aus freien Stücken auf das Einwickel-System zurück; darüber berichtet der Diakon Wasianski:

‹Dann legte er sich auf seine Matratze und hüllte sich in eine Decke ein, im Sommer in eine baumwollene, im Herbst in eine wollene. Beim Eintritt des Winters bediente er sich beider zusammen, und in der strengsten Kälte nahm er eine

Federdecke von Eiderdaunen, von welcher der Teil, der die Schultern bedeckt, nicht mit Federn gefüllt war, sondern aus einem Ansatz von dickem wollenem Zeug bestand. Durch vieljährige Gewohnheit hatte er eine besondere Fertigkeit erlangt, sich in die Decken einzuhüllen. Beim Schlafengehen setzte er sich erst ins Bett, schwang sich mit Leichtigkeit hinein, zog den einen Zipfel der Decke über die eine Schulter unter dem Rücken durch bis zur anderen und durch eine besondere Geschicklichkeit auch den anderen unter sich und dann weiter bis auf den Leib. So emballiert und gleichsam wie ein Kokon eingesponnen, erwartete er den Schlaf.›

Das ist ungemein systematisch, wie alles bei Kant, und die Zudecken sind fein abgestuft. Mangels einer Decke aus Eiderdaunen mußte sich Liselotte von der Pfalz anders behelfen. Im Winter 1701 schreibt sie:

‹Von einer Eiderdaunen-Decke hab ich mein Leben nichts gehört; was mich recht warm im Bett hält, sind sechs kleine Hündchen, so um mich herum liegen; keine Decke hält so warm als die guten Hündcher.›

Und das im üppigen Barock! Bekümmert denkt man ans 14. Jahrhundert zurück, das sich in kostbare Zudecken aus Seide, Samt, Brokat oder Pelz hüllte, und ans Jahr 1518, das Deutschland die Federbetten bescherte. Doch nicht auf die Federbetten, sondern auf die Federn kommt es an. Im April 1792 schreibt Lichtenberg – als Strohwitwer – an seine Frau Margarethe:

‹Hör mal, mit meinem Oberbette ist etwas vorgegangen. Ich glaube, die Hartmannin hat die Federn herausgenommen und Duckstein hineingestopft. Denn Vögel mit solchen Federn gibt es in ganz Europa nicht. Wenn ich des Morgens erst ein Bein heraushabe, so geht es ziemlich, ich halte mich am Ofen und ziehe dann das andere nach, aber das erste, das ist der Henker. Nein! liebes Fleisch von meinem Fleisch, das Bett mag für ein Paar Eheleute gut genug sein, aber für einen einzelnen Menschen wie ich ist es wahrlich zu schwer. Des Abends muß mich Georg zudekken, und dann drückt es mich so, daß meine Beine gemeiniglich eine halbe Stunde eher einschlafen als ich.›

Kants Zubettgehen war eine Zeremonie, aber auch unsere Zeit kann eines gewissen Rituals nicht entraten. In *Ulysses* läßt Joyce seinen Helden Bloom folgendermaßen zu Bett gehen:

‹Was tat Bloom?

Er legte die Kleidungsstücke auf einen Stuhl, zog sich dann ganz aus, nahm unter dem Kopfkissen ein langes, weißes, zusammengefaltetes Nachthemd, steckte Kopf und Arme durch die diebezüglichen Öffnungen im Hemd, legte ein Kopfkissen vom Kopfende ans Fußende des Bettes, legte genau die Bettücher zurecht und kroch ins Bett.

Wie?

Mit Umsicht, wie immer, wenn er eine Wohnung (seine oder nicht seine) betrat; mit Sorgfalt, denn die Sprungfedern der Matratze waren alt, die Messingscheiben und schlangenförmigen Stäbe waren durch Stoß und Gegenstoß gelockert worden; vorsichtig, als beträte er einen Schlupfwinkel oder Hinterhalt der Lust oder der Schlangen; leicht, um so wenig wie möglich zu stören: voll Respekt das Bett der Empfängnis und der Geburt, des Ehevollzugs und des Ehebruchs, des Schlafes und des Todes.›

So also steigt Herr Bloom ins Bett – in ein englisches Metallbett, in das häßlichste Bett aller Zeiten. Kann er der Antike ins Auge blicken, ohne sich zu schämen? Er kann es nicht.

Die Ägypter hatten schöne Betten: entweder niedrige Gestelle, mit Gurten aus Leder bespannt und mit einer Nakkenstütze versehen, oder Prunkbetten auf hohen Sockeln, die man feierlich erstieg.

Die Griechen hatten schöne Betten: aus Holz, gedrechselt, durchbrochen, mit Einlegearbeiten und Füßen aus Elfenbein. Milet lieferte die Matratzen, Korinth die Laken, Karthago die Kissen.

Die Perser hatten schöne Betten und erhoben das Bettmachen zu einer besonderen Kunst.

Die Römer hatten schöne Betten: das Schlafbett, das Ehebett, das niedrige Krankenlager, das Paradebett des Toten und das kostbare Speisebett. Mit den Speisebetten freilich trieben sie Luxus; Einlegearbeiten aus Schildpatt, Elfenbein, Gold, Silber, dazu babylonische Teppiche bewirkten, daß eines davon auf 150 000 Mark zu stehen kam.

Herr Bloom kann der Antike nicht ins Auge blicken. Aber er kann auch wiederum nichts dafür, daß er einer Zeit ohne Geschmack angehört, denn der Niedergang der Bettkultur, den Napoleon vergebens aufzuhalten suchte, hat sich im vorigen, im bürgerlichen, im moralischen Jahrhundert vollendet, als das Tischlerbett durch das Fabrikbett verdrängt wurde.

Erst neuerdings, seit zwanzig, dreißig Jahren ist ein bißchen Hoffnung erlaubt: daß das Bett wieder zum Bett werde – zu einem edel geformten Möbel, das zur Bequemlichkeit einladet und zur Lust.

Wie man sich bettet, so liegt man, und wie man liegt, so ist es einem zumute. Darum hat jener Angestellte in einem Bettengeschäft, der eine Kundin zu beschwatzen sucht, durchaus recht, wenn er folgende Suada über sie ergießt:

«Ich beschwöre Sie, Gnädigste, vergessen Sie nicht die Hauptsache! Wie man den Herrn Gemahl bettet, genau so revanchiert er sich. Liegen der Herr Gemahl gut, da können Sie mit ihm machen, was Sie wollen. Glauben Sie mir, Gnädigste. Das Eheglück geht nicht bloß durch den Magen, das Eheglück geht durch die Möbel, ganz eminent durch das Schlafzimmer, aber ich möchte sagen prominent durch die Betten, durch die Ehebetten sozusagen. Verstehn Sie mich, liebe Gnädigste, der Herr Gemahl sind auch nur ein Mensch. Er kann die schönste Gnädigste besitzen, die Gnädigste in blühendsten Jahren, was hat er davon, wenn er schlecht schläft? Schläft er schlecht, so ist er schlecht gelaunt. Schläft er gut, no, dann rückt er auch gern näher. Ich will Ihnen was sagen, Gnädigste, mir können Gnädigste was glauben, ich versteh was vom Geschäft, zwölf Jahre bin ich in der Branche tätig, acht Jahre steh ich hier auf demselben Fleck; was nützen die Hüften, wenn das Bett schlecht ist? Der Mann pfeift auf die schönsten Hüften. Auch wenn er ein Herr Gemahl ist. Gnädigste können orientalische Bauchtänze aufführen, Gnädigste können Ihrer Schönheit den letzten Schliff anlegen und sich ausgezogen vor ihn hinstellen, nackt sozusagen – ich garantiere Ihnen dafür, daß es nichts nützt, wenn der Herr Gemahl schlecht gelaunt ist, nicht einmal bei Ihnen, meine sehr verehrte Gnädigste, und das will etwas heißen! Wissen Sie, was der Herr Gemahl tun, gesetzt den Fall, Gnädigste sind alt und schlecht – das Bett mein ich, der Herr Gemahl fliegen aus und suchen sich bessere Betten aus. Und was glauben Sie, was für Betten? Betten von unserer Firma. Ich könnte Ihnen Anerkennungsschreiben zeigen, meine schönste Gnädigste, von Gnädigsten wie Sie. Sie würden staunen über die glücklichen Ehen, die wir stolz auf unserem ruhigen Gewissen haben. Bei uns gibt es keine Scheidungen, Scheidungen kennen wir nicht. Wir tun, was wir können, und die Herrschaften sind zufrieden. Am meisten rate ich Ihnen zu dieser Garnitur, Gnädigste. Gut sind alle, dafür garantiere ich Ihnen, Gnädigste, aber diese hier lege ich Ihnen besonders an Ihr goldenes Herz, meine liebe Gnädigste!»

Der Rhetor ist eine der penetranten Zerrfiguren aus Elias Canettis Roman *Die Blendung*. Mit ihm aber möchten wir dies Kapitel nicht schließen, denn am Ende eines Menüs reicht man nach scharfem Käse frisches Obst; darum bemühen wir den dänischen Märchendichter Andersen. Er soll uns, in unserer groben, lauten Gegenwart, die Erinnerung an das zurückrufen, was Empfindsamkeit ist.

Die Prinzessin auf der Erbse

Es war einmal ein Prinz, der wollte eine Prinzessin haben, aber es sollte eine wirkliche Prinzessin sein. Da reiste er denn in der ganzen Welt umher, um eine solche zu finden, aber überall war etwas im Wege, Prinzessinnen gab es genug, aber ob es wirkliche Prinzessinnen waren, dahinter konnte er nicht so recht kommen; immer war da irgend etwas, was nicht ganz in Ordnung war. Und da kam er denn wieder nach Hause und war sehr traurig, denn er wollte so gern eine wirkliche Prinzessin haben.

Eines Abends zog ein schreckliches Unwetter herauf, es blitzte und donnerte, der Regen strömte herab, es war ganz fürchterlich! Da klopfte es an das Stadttor, und der alte König ging hin, um aufzumachen.

Da draußen stand eine Prinzessin. Aber du großer Gott, wie hatten der Regen und das böse Wetter sie zugerichtet! Das Wasser lief ihr aus dem Haar und aus den Kleidern, und es lief in die Spitzen der Schuhe hinein und an den Hacken wieder heraus, und dabei sagte sie, daß sie eine wirkliche Prinzessin sei.

«Nun, das wollen wir schon herausbringen!» dachte die alte Königin, aber sie sagte nichts, ging in die Schlafstube hinein, nahm alle Betten ab und legte eine Erbse auf den Boden der Bettstelle, dann nahm sie zwanzig Matratzen, legte sie oben auf die Erbse und dann noch zwanzig Eiderdaunenbetten oben über die Matratzen.

Da sollte die Prinzessin nun in der Nacht liegen.

Am Morgen fragte sie sie, wie sie geschlafen habe.

«Ach, schrecklich schlecht!» sagte die Prinzessin. «Ich habe fast die ganze Nacht kein Auge zugetan! Gott mag wissen, was da im Bett gewesen ist! Ich habe auf etwas Hartem gelegen, so daß ich am ganzen Körper braun und blau bin! Es ist ganz schrecklich!»

Da konnten sie denn sehen, daß sie eine wirkliche Prinzessin war, weil sie durch die zwanzig Matratzen und die zwanzig Eiderdaunenbetten hindurch die Erbse gespürt hatte.

So empfindlich kann nur eine wirkliche Prinzessin sein.

Da nahm sie der Prinz zur Frau, denn nun wußte er, daß er eine richtige Prinzessin hatte, und die Erbse kam in das Kunstkabinett, wo sie noch zu sehen ist, wenn niemand sie gestohlen hat.

Seht, das ist eine wahre Geschichte!

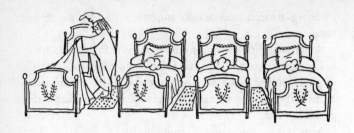

Technisches

Es ist bestimmt eine der allergrößten
Lebensfreuden, im Bett die Beine hochzuziehen.
Lin Yutang

«Man kaufe nie ein Bett, in dem man nicht zur Probe gelegen hat!» empfiehlt eine ältere Ausgabe des *Lexikons der Hausfrau*. Ein trefflicher Rat, doch kein ausreichender, denn um herauszufinden, ob man sich mit einem Bett gut verträgt, müßte man zum mindesten eine Nacht lang in ihm schlafen – besser noch: mehrere Nächte hindurch, und darauf lassen sich die Bettenverkäufer schwerlich ein.

Dr. Robert Maenish, ein englischer Arzt, erteilt ums Jahr 1830 folgende Ratschläge: ‹Wenn man schlafen geht, sollte der Kragen des Nachthemdes nicht zugeknöpft und das Halstuch abgenommen werden. Wir sollten eine Nachtmütze von dünner Baumwolle oder Seide tragen, am besten gestrickt. Manche Personen tragen Mützen aus Kammgarn oder Flanell, aber die sind äußerst unsauber. Der Zweck dieses Kleidungsstückes ist vor allem, das Haar zu schützen und zu verhindern, daß es zerrauft oder verflochten wird. In Strümpfen zu schlafen ist eine üble, unreinliche Gewohnheit. Nach Dr. Hunter liegen Frauen, die ihre Ehemänner lieben, meist auf der rechten Seite. Es ist gesünder, allein zu schlafen als gepaart. Die Chinesen empfehlen, vor dem Niederlegen Zähne und Zahnfleisch zu bürsten.›

Die Nachtmütze, bei Dickens und Wilhelm Busch nicht wegzudenken, ist endgültig aus der Mode gekommen, obwohl sie Kahlköpfen in kalten Schlafstuben sicherlich gute Dienste geleistet hat. Sie war drollig, aber auch niedlich; vielleicht kehrt sie eines Tages wieder. Dr. Hunters Theorie über die rechtsschlafenden Ehefrauen müßte von Psychoanalytikern nachgeprüft werden. Und die Zahnpasta-Industrie hat allen Grund, den Chinesen dankbar zu sein. Es bestätigt sich immer wieder, daß die Ägypter und die Chinesen alles erfunden haben, was es auf dieser Welt Wichtiges zu erfinden gab, und als sei ihr Talent erblich – denn auch ein Chinese von heute, Lin Yutang, bereichert die Technik des Zu-Bett-Liegens durch wertvolle Hinweise. In seinem Buch *Weisheit des lächelnden Lebens* liest man:

‹Körperlich bedeutet das Liegen eine Einkehr bei sich selbst, in völliger Abgeschlossenheit von der Außenwelt, wobei man nicht umsonst die Körperhaltung einnimmt, die am meisten zu Ruhe, Frieden und Betrachtsamkeit hinführt. Es gibt auch für das Im-Bett-Liegen eine besonders zweckmäßige und genußvolle Methode. Konfuzius, dieser große Lebenskünstler, lag nie «ausgestreckt wie ein Leichnam› im Bett, sondern er lag mit angezogenen Beinen auf einer Seite. Es ist bestimmt eine der allergrößten Lebensfreuden, im Bett die Beine hochzuziehen. Die Haltung der Arme ist gleichfalls von großer Wichtigkeit, wenn man den höchsten Grad von sinnlichem Behagen und geistiger Kraft erreichen will. Am besten ist es wohl, man legt sich nicht flach hin, sondern stützt sich in einem Winkel von etwa dreißig Grad auf große, weiche Kissen und legt einen Arm oder auch beide Arme unter den Hinterkopf. In dieser Haltung kann der Dichter unsterbliche Poesie schreiben, der Philosoph vermag das menschliche Denken umzuwälzen, und dem Naturwissenschaftler gelingen epochemachende Entdeckungen.›

Was also hindert die Menschheit noch, der Welt die letzten Geheimnisse zu entreißen, indem sie befolgt, was dieser freundlich-ironische Asiate ihr anrät? Wir möchten mehr von ihm hören. Was sagt er über das Aufstehen?

‹Tausendmal wichtiger als das pünktliche Aufstehen ist es, daß man sich eine Schachtel gute Zigaretten auf den Nachttisch stellt, sich beim Aufstehen gründlich Zeit läßt und alle Probleme des laufenden Tages bereits gelöst hat, wenn man sich die Zähne putzt. Behaglich ausgestreckt oder in sich zusammengekuschelt, liegt man im Pyjama da, befreit von dem lästigen wollenen Unterzeug, dem Gürtel und den gleich ärgerlichen Hosenträgern, dem engen Kragen und der Schwere der Lederschuhe. Die Muskeln ruhen aus, der Blutkreislauf geschieht mit mehr Leichtigkeit und Regelmäßigkeit, und alle Nerven des Gesichts-, Gehörs- und vasomotorischen Apparates sind mehr oder weniger im Ruhezustand, wodurch ein nahezu vollständiger Stillstand des Körperlichen bewirkt und die geistige Konzentration, sei sie nun auf Gedanken oder Empfindungen gerichtet, erhöht wird.›

Sehr schön, sehr gut. Herr Lin Yutang schläft also im Pyjama, und damit wäre die alte Streitfrage neu belebt, welchem Schlafgewand der Vorzug zu geben sei: dem Pyjama oder dem Nachthemd. Beide werden von ihren Parteigängern heftig und mit guten Argumenten verteidigt, es geht hart auf hart. Im alten Griechenland und vom frühen Mittelalter bis zum 17. Jahrhundert schliefen die Menschen nackt, die Laken des Bettes waren gleichsam ihr Schlafgewand. Die Römer hingegen trugen Nachthemden aus Seide, und auch das 18. Jahrhundert hielt es so: es hat die schönsten, kleidsamsten Nachthemden erfunden, die je den Mann wie die Frau bekleideten. Entschlösse sich unsere Wäsche-Industrie, das Nachthemd des Mannes nach diesen Vorbildern auszurichten, so gewönne es Würde und Schönheit zurück, und die Pyjamisten hätten einen schweren Stand. Das lächerliche, spießige Männernachthemd von heute aber hat wenig Chancen, verlorenes Gelände wieder einzunehmen. Trotzdem sei hier einem seiner Anwälte, dem Dichter Ernst Penzoldt, das Wort erteilt:

‹Das Nachthemd gilt heute als altmodisch, ich ziehe es jedoch dem sogenannten Schlafanzug bei weitem vor. Ich glaube sogar, daß es gesünder ist. Zudem haben die Beinkleider das lästige Bestreben, sich während des bewegten Schlafes über die Waden zum Knie hinaufzuschieben. Es bedarf beim Aufstehen eines Schlenkerns der Beine, sie wieder zum Herabrutschen zu bringen. Immer sind sie zerknittert und verkrüppelt. Auch das Oberteil verschiebt sich gern, so daß in der Kreuzgegend eine nackte Stelle klafft, dort, wo ich gegen Frösteln besonders empfindlich bin. Das weite lange Nachthemd dagegen ist das klassische Gewand des Schlafes und der Träume, das rechte Priesterkleid der Nacht. Es ist kindlicher vielleicht als der Bettanzug, aber werden wir nicht alle im Bett zu Kindern? Und vollends die Kinder, wenn sie in ihren langen Hemden barfüßig, zärtlich-schläfrig, engelgleich zum Gutenachtsagen unter die Erwachsenen treten, unter die Bekleideten und Gestiefelten, wen rührte es nicht?›

Ja, wen rührte es nicht? Er will uns rühren, dieser schlaue Advokat des Nachthemdes, und uns dadurch für seinen Klienten einnehmen. Ich für meinen Teil aber befreunde mich mit dem Nachthemd nicht eher, bevor es nicht schön geworden ist: wallend, weitärmelig, mit einer Passe in Brusthöhe. Über die Gewohnheiten der Menschen – genauer: der Amerikaner – beim Zubettgehen und beim Schlafen haben die Foundations of Manhattan Survey an 131 Familien eine Untersuchung durchgeführt. Hier die Ergebnisse: ‹Die Durchschnittsfrau löscht das Licht 14 Minuten, nachdem sie zu Bett gegangen ist, der Durchschnittsmann tut es nach 19 Minuten. Während dieser Zeit lasen 22% der Ehemänner, 12% unterhielten sich mit ihren Frauen, 7% hörten Radio, 3% beteten, 2% rauchten, 2% aßen etwas, 2% standen wieder auf, um das Fenster zu schließen, 50% taten nichts.

Von den Frauen lasen 29%, 11% unterhielten sich, 8% hörten Radio, 5% beteten, 3% dachten nach, 2% rauchten,

1% aß etwas, 1% stand wieder auf und ging ins Badezimmer, 40% taten nichts.

87% schliefen in Doppelbetten, aber 42% davon hätten Einzelbetten vorgezogen. Von den Frauen schliefen 70% in Nachthemden, 24% in Pyjamas (im Winter vermehrt um 10%), 1% trug kurze Hosen, 5% hatten nichts an, aber 16% sagten, sie würden es auch gern tun.

Von den 131 Frauen zogen 48 es vor, auf dem Bauch zu schlafen. 43 auf der rechten Seite, 24 auf der linken, 15 auf dem Rücken und eine blieb unentschieden. Etwa die Hälfte von ihnen schlief so, daß ein Arm oder ein Bein über den Bettrand hinausging. 22% hatten Wärmflaschen, sogar bei warmem Wetter.

14% der Frauen schliefen mit dem Kopf am Fußende und 31% erklärten, sie täten es bisweilen.›

Diese Statistik muß man mehrmals und langsam durchlesen, denn sie ist sehr aufschlußreich. Daß die Frauen mehr lesen, mehr beten als die Männer und daß mehr Männer als Frauen im Bett nichts tun, erstaunt uns nicht. Seltsam ist, daß so viele Frauen auf dem Bauche oder gern mit dem Kopf am Fußende schlafen. Und wenn Dr. Hunter recht hat, werden immerhin ein Drittel der amerikanischen Männer von ihren Frauen geliebt, weil diese – wie sie sagen – auf der rechten Seite schlafen. Freilich hat ihre Aussage wenig Gewicht, weil der Mensch nur anzugeben weiß, welches seine «Einschlafseite» ist und auf welcher Seite er erwacht, morgens oder mitten in der Nacht. Was er dazwischen treibt, ist ihm unbekannt – aber die Wissenschaft weiß es: Sie hat festgestellt, daß fast jeder Schläfer im Laufe von 8 bis 10 Stunden 60- bis 80mal seine Lage ändert. Wir bewegen uns also ganz tüchtig, während wir ruhen.

Im Bett scheiden sich die Geister: Die einen lieben vorgewärmte, die anderen kühle Betten. Benjamin Franklin hatte in seinem Schlafzimmer vier Betten stehen: sobald er eines davon warm gelegen hatte, verließ er es und wechselte ins nächste. Er liebte die Kühle über alles.

Sehr systematische Überlegungen stellte James Joyce in *Ulysses* an. Es heißt dort:

‹Welche Vorteile hatte ein besetztes Bett gegenüber einem unbesetzten Bett? Das Fehlen nächtlicher Einsamkeit, die Überlegenheit der menschlichen (reifes Weib) über die nicht-menschliche (Krug mit heißem Wasser) Erwärmung, das Anregende der morgendlichen Berührung, das sparsame Plätten, falls die Hose genau gefaltet der Länge nach zwischen die Sprungfedermatratzen (gestreift) und die wollene Matratze (kariert) gelegt wurde.›

Mit dem Hosenplätten geraten wir aus der Technik des Zu-Bett-Gehens, des Einschlafens und des Schlafens ins Bett-Technische überhaupt, doch sollen uns Bett und Couch und Klappbett und Spiralfedermatratzen hier nicht beschäftigen. Nur zweierlei sei mitgeteilt, um unseren technischen Hochmut zu zügeln. Erstens, daß man im Altertum die Couch schon kannte; auch die Faulbetten, die Lotterbetten der Germanen und des Mittelalters waren «Kautschen». Zweitens, daß auch die Klapp- und Ausziehbetten keineswegs eine Erfindung unserer Zeit sind. Spätestens im ausgehenden Mittelalter verwandte man Ausziehbetten, die auf Rollen liefen. Casanova berichtet über eine Nonne namens Maria Magdalena, die ihm ihre Gunst schenkte:

‹Sie steht auf, klappt mit einem Griff das Sofa auseinander, holt Kissen, Bettücher, eine Decke hervor, und im Nu ist ein prächtiges, breites und bequemes Bett bereit.›

Modern hingegen dürfte jenes genießerisch ausgetüftelte Bett gewesen sein, das jemand während des letzten Krieges in einem Landhaus bei Versailles entdeckte. Es stand in einem Raum, dessen Decke und Wände mit Spiegeln bedeckt waren, und hatte an der Seite (wie die «Kulissenschaltung» der Autos von vorgestern) einen Hebel, der es gestattete, die Spannung des Metallrostes nach Bedarf zu verändern: weich, mittelweich, hart. Es war, das versteht sich, ein zweischläfriges Bett.

Auch das Zimmer in Alfred Neumanns Roman *Der Teu-*

fel, das zum Beilager König Ludwigs XI. von Valois und der schönen Anne Necker wird, hat einen abgefeimten Deckenspiegel:

‹Sie wurde in das obere Turmzimmer geführt, in das kreisrunde Behältnis der königlichen Lüste. Sie verzog ein wenig den Mund und wurde noch sicherer: Der Raum war ein einziger Alkoven. Die fensterlosen Wände, mit gelbem, goldgefädeltem Brokat bekleidet, wölbten sich zur gleichfarbenen Decke wie ein Zelt oder wie ein Betthimmel. Der Boden war mit Rehleder in der Farbe alten Goldes bespannt und nur zu einem schmalen Streifen längs der Wände sichtbar. Zarte, helle Seidenteppiche ließen fast die Konturen des Podestes verschwinden, auf dem das breite, niedrige, mit Blaufuchsfellen belegte Lager ruhte. Matte Ampeln mit wohlriechendem Öl gaben ein silberblaues Licht, das in der Rautenfläche des venezianischen Deckenspiegels wie milchige Tropfen von einem Märchenmond hing.

Da das Gemach keinen Stuhl und kein Sitzpolster aufwies, hatte sich die Frau auf das Bett gesetzt, das unter ihr nachgab und sie kupplerisch auf den Rücken lockte. Die zärtlichen weichen Haare der Felle, die wie der ganze Raum unbestimmt nach Zibetpuder und Myrrhe durfteten, schmiegten sich an ihren Nacken und streichelten ihre Hände. Sie hob die Augen auf und sah am Plafond sich selbst, den hingestreckten Körper und die lasterhaft verschwommene, opalfarbene Fläche des Gesichts. Es gefiel ihr, sich zu betrachten, die Glieder unter dem glatten hellen Samt des Kleides zu bewegen, mit den Händen der Form der Brüste und der Hüften nachzutasten und des Gesichtes wollüstiges Lächeln aufzuspüren.›

Der Autor hat sich – man muß es ihm zugestehen – redlich Mühe gegeben, eine schwüle Alkoven-Atmosphäre zu verbreiten. Der Leser ist vorbereitet. Ludwig XI. kann eintreten.

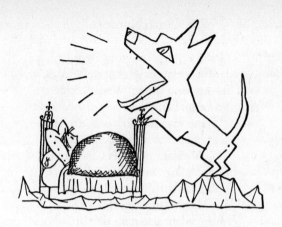

Des Bettes Stellung

Und wie die Betten zunander standen,
Ist gar kein Grund zu Verdächten vorhanden.
Joachim Ringelnatz

Heidegger würde vermutlich sagen: «Die Gestelltheit des Gestells» – oder so ähnlich. Gemeint ist, an welcher Stelle des Zimmers das Bett steht. Dies bleibt durchaus nicht gleichgültig, denn es gibt schädliche Erdstrahlen, in deren Bereich man seine Bettstatt keinesfalls rücken soll; wer es dennoch tut, siecht dahin – meist an Krebs – und stirbt eines elenden Todes. Hier hilft nur eines: Man muß sein Lager so lange durch die ganze Wohnung schieben und jeden Quadratmeter ausprobieren, bis man den gesündesten Schlafplatz gefunden hat. Da der Mensch ein kosmisches Wesen ist, spielt dabei auch die Himmelsrichtung eine Rolle. Darüber berichtet der Mediziner Christian Morgenstern:

Nach Norden

Palmström ist nervös geworden;
darum schläft er jetzt nach Norden.
Denn nach Osten, Westen, Süden
schlafen, heißt das Herz ermüden.
(Wenn man nämlich in Europen
lebt, nicht südlich in den Tropen.)
Solches steht bei zwei Gelehrten,
die auch Dickens schon bekehrten –
und erklärt sich aus dem steten
Magnetismus des Planeten.
Palmström also heilt sich örtlich,
nimmt sein Bett und stellt es nördlich.
Und im Traum, in einigen Fällen,
hört er den Polarhund bellen.

Doch die Sache geht weiter. Palmström kann seine Erfolge nicht für sich behalten, er vertraut sie dem Vertrauten an, Herrn v. Korf:

Westöstlich

Als er dies v. Korf erzählt,
fühlt sich dieser leicht gequält;
denn für ihn ist Selbstverstehung,
daß man mit der Erdumdrehung
schlafen müsse, mit den Pfosten
seines Körpers strikt nach Osten.
Und so scherzt er kaustisch-köstlich:
Nein, *mein* Diwan bleibt – westöstlich!

Im Volksglauben herrscht keine Einigkeit darüber, wie das Bett im Zimmer stehen soll – mit dem Kopfende oder mit dem Fußende zur Tür. Vor letzterem wird in manchen Gegenden gewarnt: weil man dann bald den Schläfer, die Füße voran, als Leichnam zur Tür hinaustragen werde. Andere Gegenden sind anderer Meinung; man hat die Auswahl. Doch lassen wir die Folklore unter sich, wenden wir uns lieber weitgereisten Leuten zu. Das Wort hat Joachim Ringelnatz, der Matrose:

Hong-Kong

Ich erhielt heute deinen beleidigten Brief.
Deine Nachschnüffeleien kränken mich tief.
Und erstens ist Tay-Fi kein Frauenzimmer,
Dann zweitens treiben es andre viel schlimmer,
Und drittens hab' ich – parteilos betrachtet –
Zwar mit ihr in einem gemeinsamen Zimmer
im Grand Hotel Discrétion übernachtet,
Doch war überhaupt nur dies Zimmer noch frei,
Und wie die Betten zunander standen
(Vergleiche die kleine Skizze anbei)
Ist gar kein Grund zu Verdächten vorhanden. –
Im übrigen weißt du: ich liebe dich *sehr*.
So lange von dir getrennt zu sein,
Erträgt aber niemand. Ich bin doch kein Stein,
Und ich brauche – ganz schroff gesagt: mehr Verkehr.
Alle Männer, auch Frauen, ganz nebenher
Gesagt, alle Völker brauchen dasselbe!
Und diese blöde, luetische, gelbe
Chinesin kommt ernstlich doch nicht in Betracht.
Wir haben uns halt mal per Zufall gefunden
Und ein paar anregende Stunden verbracht.
Man kann doch nicht ewig die ausgeschwätzte
Gleiche Gesellschaft und Gegend erleben.

«Und wie die Betten zunander stehen». Meisterhaft gelingt es dem Seemann, jeglichen Verdacht zu entkräften – mit einem einzigen überzeugenden Argument: Die Stellung der Betten läßt keinen Zweifel an seiner Treue zu.

Die Stellung des Bettes wird in der Bettliteratur öfters strategisch oder taktisch eingesetzt. Doch keine Erzählung der Welt weiß aus ihr so viel erzählerischen Gewinn, so viel Irrungen und Wirrungen zu ziehen wie jene, die Boccaccio im *Dekameron* erzählen läßt, als sechste Geschichte des neunten Tages. Die Bewegungen, von denen sie handelt, sind so verschlungen, daß man sie eigentlich durch eine Zeichnung – nach Art der Schiffahrtskarten – verdeutlichen müßte. Und da sie (im Rahmen einer Rahmenerzählung) keinen Titel hat, müssen wir ihr einen geben. Sie soll heißen:

Von Bett zu Bett

In der Talebene des Mugnone lebte vor noch nicht langer Zeit ein guter Mann, der den Reisenden für ihr Geld zu essen und zu trinken gab und, obwohl er arm und seine Hütte klein war, doch bisweilen im Falle dringender Not, zwar nicht jedermann, aber doch seine Bekannten beherbergte. Dieser hatte nun eine rechte Frau zum Weibe, von der er zwei Kinder besaß: Das eine war ein hübsches und zierliches Mädchen von etwa fünfzehn oder sechzehn Jahren, das noch keinen Mann hatte; das andere ein kleiner Knabe von noch nicht einem Jahr, den die Mutter selbst nährte. Auf dies Mädchen hatte nun ein hübscher und gefälliger junger Mensch von gutem Stande aus der Stadt, der häufig in der Gegend verkehrte und es feurig liebte, ein Auge geworfen. Sie aber, die es sich zum großen Ruhme rechnete, von einem solchen Jüngling geliebt zu werden, verliebte sich, während sie ihn mit freundlichen Mienen in ihrem Liebesnetz zu erhalten suchte, gleicherweise in ihn, und schon oft würde diese Liebe zur Freude beider Teile ihren Erfolg gehabt haben, wenn Pinuccio, so hieß der Jüngling, nicht die Schmach des Mädchens und seine eigene gescheut hätte.

Doch von Tag zu Tag wuchs die Glut, und so flößte sie dem Pinuccio das Verlangen ein, sich mit ihr zusammenzufinden; da verfiel er auf den Gedanken, es möglich zu machen, daß er bei dem Vater übernachtete; denn weil die Einrichtung des Hauses seines Mädchens ihm bekannt war, hoffte er, daß er vielleicht mit ihr zusammensein könne, ohne daß irgend jemand es gewahr würde. Und sobald ihm dies eingefallen war, richtete er es auch ohne Aufschub ins Werk.

Er und ein vertrauter Genosse namens Adriano, der von dieser Liebschaft unterrichtet war, nahmen eines Abends spät zwei Mietklepper, legten ihnen zwei Mantelsäcke auf, verließen Florenz, machten einen weiten Umweg und ritten dann nach dem Mugnonetal zurück, das sie erreichten, als es schon Nacht war. Hier drehten sie um, als kämen sie eben aus der Romagna an, ritten auf das Haus zu und klopften an die Tür des guten Mannes, der sogleich die Tür öffnete, da er mit beiden sehr bekannt war.

«Sieh», sagte Pinuccio zu ihm, «du mußt uns diese Nacht beherbergen; wir glaubten, noch nach Florenz hineinzukommen, haben uns aber doch nicht so zu eilen gewußt, daß wir nicht zu so später Stunde, wie du siehst, hier angelangt wären.»

«Pinuccio», antwortete ihm der Wirt, «du weißt wohl, wie wenig ich eingerichtet bin, um solche Herren, wie ihr seid, bei mir aufnehmen zu können; doch da euch einmal die späte Stunde hier überrascht hat und es keine Zeit mehr ist, anderswo unterzukommen, so will ich euch für die Nacht gern beherbergen, wie ich kann.»

Die jungen Männer stiegen nun ab, traten in das kleine Wirtshaus ein, brachten erst ihre Pferde unter und speisten dann, da sie zum Abendessen etwas mit sich gebracht hatten, zusammen mit ihrem Wirt.

Nun hatte dieser aber nur eine einzige kleine Kammer, in

der die drei Betten, die im ganzen Hause waren, so gut aufgestellt waren, als der Wirt verstanden hatte; bei alledem war, da zwei dieser Betten auf der einen Seite der Kammer standen und das dritte ihnen gegenüber auf der anderen Seite, nur soviel Raum übriggeblieben, daß man mit knapper Not zwischendurchgehen konnte. Von diesen drei Betten ließ der Wirt das am wenigsten schlechte für die beiden Reisegefährten zurichten und sie sich darin niederlegen. Dann, etwas später, während jedoch noch keiner von ihnen schlief, hieß er seine Tochter sich in das eine der beiden übriggebliebenen legen und bestieg mit seiner Frau das andere. Die letztere stellte nun noch neben ihr Bett die Wiege hin, in der sie ihren kleinen Sohn hatte.

Nachdem das Nachtlager auf diese Art gerichtet war, stand Pinuccio, der alles wohl bemerkt hatte, als es ihm schien, daß sie alle eingeschlafen wären, leise auf, ging zu dem Bett hin, wo sein geliebtes Mädchen ruhte, und legte sich ihr zur Seite, indem er von ihr, wiewohl furchtsam, doch freudig empfangen wurde, und verweilte bei ihr im Genusse der Lust, die beide vor allem ersehnt hatten.

Während Pinuccio so bei dem Mädchen weilte, begab es sich, daß eine Katze etwas umwarf, worüber die Frau erwachte und es hörte. Besorgt, daß es etwas anderes wäre, stand sie im Finstern, so wie sie war, auf und ging dorthin, wo sie das Geräusch vernommen hatte. Adriano, der hierauf nicht achtete, erhob sich inzwischen aus Anlaß eines körperlichen Bedürfnisses gleichfalls, und während er dieses abzumachen ging, traf er auf die Wiege, die die Frau dorthin gestellt hatte. Da er nun nicht, ohne die Wiege wegzunehmen, vorüber konnte, so ergriff er sie, hob sie von dieser Stelle weg und setzte sie an die Seite des Bettes nieder, wo er selbst schlief. Dann, nachdem er das verrichtet, weswegen er aufgestanden war, kehrte er zurück und legte sich, ohne weiter an die Wiege zu denken, wieder in sein Bett.

Die Frau, die unterdessen gesucht und gefunden hatte,

daß das, was gefallen war, nicht das Vermeinte gewesen, wollte nicht erst Licht anzünden, um zu sehen, was es gewesen sei, sondern schimpfte nur auf die Katze, kehrte dann in die Kammer zurück und ging tappend auf das Bett zu, worin ihr Mann schlief. Da sie hier jedoch die Wiege nicht fand, so sprach sie bei sich selbst: «Oh, ich Ärmste! seht nur, was ich eben zu tun im Begriffe war! So wahr Gott lebt, ich ging gerade auf das Bett unserer Gäste zu!» Dann machte sie sich ein wenig weiterhin, fand die Wiege endlich und legte sich nun in das Bett, an dessen Seite die Wiege stand, zum Adriano, während sie bei ihrem Manne zu liegen glaubte. Adriano, der noch nicht schlief, merkte dies, empfing sie gut und fröhlich, und ohne weiter ein Wort zu sagen, warf er zum großen Vergnügen der Frau sein Schiff mehr denn einmal auf die Backbordseite.

Während diese beiden so beschäftigt waren, fürchtete Pinuccio, daß der Schlaf ihn bei seiner Geliebten überraschen möchte, und da er die Freude genossen hatte, nach der er verlangt hatte, so erhob er sich von ihrer Seite, um in sein Bett zum Schlafen zurückzukehren. Auf dem Wege dahin traf er auf die Wiege und glaubte nun, dies sei das Bett des Wirtes, weshalb er denn ein wenig weiterging und sich nun wirklich zu dem Bette des Wirtes verirrte und sich darin niederlegte. Dieser wachte durch die Ankunft des Pinuccio auf, verhielt sich aber ganz ruhig.

Pinuccio, der an der Seite des Adriano zu liegen glaubte, sprach nun: «Ich sage dir, wahrhaftig, nichts Süßeres gab es in der Welt als diese Niccolosa! Beim Leibe Gottes, ich habe die größte Wonne empfunden, die nur je ein Mann bei einem Weibe genossen hat, und ich sage dir, sechsmal und öfter habe ich den Kelch der Freude geleert, seitdem ich von dir mich getrennt habe.»

Als der Wirt diese Erzählung hörte, die ihm nicht allzu wohlgefiel, sagte er bei sich: «Was, Teufel, macht der hier?» Dann, mehr vom Zorn als von der Vernunft geleitet, sprach er: «Pinuccio, du hast eine große Schändlichkeit begangen, und ich weiß nicht, warum du mir dies angetan hast; aber beim Leibe Christi, du sollst dafür bezahlen!»

Pinuccio, der nicht eben der verständigste junge Mann von der Welt war, erwählte nicht den Ausweg, seinen Fehler soviel als möglich wiedergutzumachen, sondern sprach: «Wofür soll ich dir bezahlen? Und was kannst du mir tun?»

Die Frau des Wirtes, die bei ihrem Manne zu liegen glaubte, sprach nun zu Adriano: «O weh, hörst du unsere Gäste, die, ich weiß nicht was für einen Streit miteinander haben?»

«Laß sie nur», antwortete Adriano lachend: «Gott schicke ihnen böse Zeit; sie haben gestern zuviel getrunken.»

Die Frau, der es doch dünkte, als hätte sie ihren Mann zanken gehört, merkte nun, als sie die Stimme des Adriano hörte, wo und bei wem sie sich befand; deshalb stand sie als verständige Frau, ohne ein Wort zu erwidern, schnell auf, nahm die Wiege ihres kleinen Sohnes und trug sie, obwohl in der Kammer auch kein Schimmer Licht war, aufs Geratewohl zu dem Bette hin, wo ihre Tochter schlief, und legte sich zu dieser nieder. Dann aber, als wäre sie von dem Lärm, den ihr Mann machte, erwacht, rief sie ihn an und fragte ihn, was er mit Pinuccio für einen Streit hätte.

«Hörst du nicht», antwortete der Mann, «daß er sagt, was er diese Nacht mit unserer Niccolosa gemacht hat?»

«Da lügt er gründlich in den Hals hinein», erwiderte die Frau, «denn bei der Niccolosa ist er nimmer gewesen. Ich habe mich gleich gestern zu ihr gelegt und seitdem nicht einen Augenblick schlafen können, und du bist ein Tropf, wenn du ihm glaubst. Ihr Männer trinkt des Abends immer soviel, daß ihr des Nachts träumt und hier und dort umhergeht, ohne etwas von euch zu wissen, und dann glaubt ihr, ihr tut wunder was. Schade nur, daß ihr euch nicht den Hals brecht. Aber was macht denn Pinuccio dort? Und warum liegt er nicht in seinem Bett?»

Adriano seinerseits, der erkannte, wie klug die Frau ihre

eigene Schmach und die ihrer Tochter zu verdecken wußte, sprach nun dazwischen: «Pinuccio, ich habe dir schon hundertmal gesagt, du sollst nachts nicht umhergehen; denn diese deine Untugend, im Schlafe aufzustehen und dann die Fabeln, die du träumst, als Wahrheiten zu erzählen, wird dich noch einmal ins Unglück bringen. Komm zurück, daß Gott dir eine üble Nacht schicke!»

Als der Wirt vernahm, was seine Frau und was Adriano sagten, fing er an, völlig überzeugt zu werden, daß Pinuccio träume; darum nahm er ihn bei der Schulter, rüttelte ihn und rief ihm zu, indem er sagte: «Pinuccio, wach doch auf und geh zu deinem Bette zurück!»

Pinuccio, der, was hin und her gesprochen war, sich gut zusammenreimte, fing nun an, nach Art eines Träumenden, allerhand ferneren Unsinn zu sprechen, über den der Wirt das herzlichste Lachen von der Welt anschlug. Zuletzt jedoch, als er sich gerüttelt fühlte, tat er, als wache er auf, rief den Adriano und sagte: «Ist es schon Tag, daß du mich weckst?»

«Jawohl», antwortete Adriano, «komm nur her!»

Jener verstellte sich weiter und spielte den Schlaftrunkenen, bis er endlich von der Seite des Wirtes aufstand und zu Adriano ins Bett zurückkehrte.

Als der Tag erschien und alle aufgestanden waren, lachte der Wirt noch herzlich über ihn und hatte ihn mit seinen Träumen zum besten. Und so von einer Rede auf die andere kommend, richteten die jungen Männer ihre Pferde wieder zu, legten ihnen die Mantelsäcke auf, tranken noch mit dem Wirt, stiegen darauf zu Pferde und kehrten nach Florenz heim, nicht minder zufrieden mit der Art, wie die Sache sich zugetragen, als mit ihrem Erfolg selbst.

Später aber wußte Pinuccio andere Wege zu finden und traf noch oft mit der Niccolosa zusammen, die der Mutter beteuerte, er müsse sicherlich geträumt haben. Diese aber, die sich der Umarmung des Adriano erinnerte, dachte bei sich, sie allein sei die Wachende gewesen.

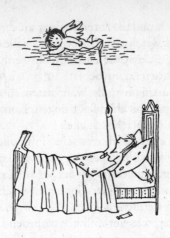

Die großen Klinophilen

Warum hat man dem Erfinder
des Bettes noch kein Standbild gesetzt?
Ernst Penzoldt

Indem wir hier nur von den großen, den bekannten Bettfreunden reden, tun wir den Kleinen und Unbekannten ganz gewiß unrecht. Sie mögen das Bett noch viel mehr geliebt haben als ihre berühmten Kollegen; aber sie haben es unauffällig getan, und da ihr Name keinen Kurswert besaß, wissen wir nichts über sie. Ein namhafter Name wird einem nicht geschenkt – man muß ihn sich machen.

Delacroix hat den *Tod des Sardanapal* gemalt: ‹In einem prächtigen Bett auf dem Gipfel eines ungeheuren Scheiterhaufens liegend, befiehlt Sardanapal seinen Eunuchen und den Palastoffizieren, seine Frauen, seine Pagen, sogar seine Pferde und seine Lieblingshunde umzubringen, damit nichts, was seinem Vergnügen gedient hat, ihn überlebe.› Dann wurde der Scheiterhaufen entzündet, und er brannte 15 Tage lang in Ninive. Mit diesem letzten großen König von Assyrien, den wir heute Asurbanipal nennen, gingen dahin: seine Frau, seine Konkubinen, 150 goldene Ruhebetten, 150 goldene Tische, 10 Millionen Talente Gold, 100 Millionen Talente Silber und eine Unmenge Purpurstoff, der damals Goldwert besaß.

Polycletus von Larissa berichtet, daß Alexander der Große ‹in einem goldenen Ruhebett zu schlafen pflegte; flötenspielende Männer und Frauen begleiteten ihn auf seinen Kriegszügen, und er trank bis zur Morgendämmerung›. Und Pylarchus weiß zu erzählen: ‹Alexander hatte ein Zelt, das hundert Ruhebetten zu fassen vermochte und von fünfzig goldenen Pfosten getragen wurde. Über den Betten befanden sich goldene Baldachine mit prächtigstem und kostbarstem Spitzenwerk.› Im Bette liegend, von 500 Leibwächtern umgeben, empfing Alexander seine Heerführer und besprach mit ihnen die Kriegslage.

Auch die Könige von Frankreich erteilten ihren Ministern die Audienzen im Bett, und wir dürfen ruhig anhmen, daß die Politik, die da im Liegen ausgeheckt wurde, nicht überstürzt und nicht schlecht war. Seit dem 14. Jahrhundert kannte Frankreich das «Lit de Justice», das «Bett der Gerechtigkeit». Es war ein großes Himmelbett, mit Stoff bespannt: goldene Lilien auf blauem Samt. In diesem Bett lag der König und leitete die Sitzungen des Parlaments. Als ein Landfremder den Schriftsteller Fontenelle fragte, was es mit dem «Bett der Gerechtigkeit» auf sich habe, erhielt er die Antwort: «Es ist der Ort, wo die Gerechtigkeit schläft.» Mit der Zeit verschmolzen «Lit de Justice» und «Parlament» zu einem Begriff; das letzte «Lit de Justice» hielt Ludwig XVI. ab.

Wie der Thron galt das Bett der französischen Könige als Sitz, ja als eine Art Verkörperung des Herrschers – fast als etwas Heiliges. Wer an ihm vorüberging, auch wenn der König nicht darin lag, mußte eine Kniebeugung vollführen, als handle es sich um einen Altar. In der Tat gleicht das Bett Ludwigs XIV. in Versailles einem Altar: Holzornamente an den Wänden, vergoldete Skulpturen im Giebelfeld, Federbuketts auf dem Baldachin und eine Balustrade, die das Heiligtum gegen die profane Umwelt absperrt. Übrigens besaß Ludwig XIV. nicht weniger als 413 Luxusbetten, darunter 155 übergroße.

Doch nun Schluß mit den Königen, denn sonst müßten wir uns über Richard II., Richard III., Heinrich VIII. und Elizabeth I. von England und über Ludwig XII. von Frankreich verbreiten, die erpichte Bettfreunde und Bettsammler waren. Wenden wir uns lieber jenen Leuten zu, die Sartre in seinem Essay über Baudelaire als Parasiten der damals herrschenden Klassen bezeichnet: den Dichtern und Denkern.

Molière scheint ein rechter Krösus gewesen zu sein; er nannte 5 Betten sein eigen. Wieviel Betten Shakespeare im Hause hatte, ist nicht bekannt. Wir kennen nur den Passus aus seinem Testament, darin es heißt:

«Ferner vermache ich meiner Frau mein zweitbestes Bett samt Bettzeug.»

Es ist viel darüber geschrieben worden, inwiefern Anne Hathaway, sein Weib, diese Zurücksetzung verdient hat. Wir nehmen an, daß nicht sie, sondern die Ehe «Schuld» daran trägt. Fast jede Ehefrau wird im Laufe der Zeit zur Zweitbesten – und das ist immer noch besser, als wäre sie die erste beste.

Ein Heuchler unter den Bettliebhabern ist der irische Satiriker Jonathan Swift. Er empfiehlt:

> Willst du klar aus den Augen sehn,
> so mußt du früh zu Bette gehn.
> Ich sag und sag's dir immer wieder:
> Um zehn Uhr spätestens lege dich nieder.

Wer das liest, muß annehmen, Swift sei beim ersten Sonnenstrahl aus dem Bett gesprungen. Aber ein Herr Joseph Spence weiß zu melden:

«Dr. Swift liegt bis elf Uhr im Bett und legt sich Witz für den Tag zurecht.»

Die Wahrheit ist, daß Swift gern früh schlafen ging und ebensogern spät aufstand, weil er das Bett über alles liebte. Im Bett schrieb er Briefe an seine Freundinnen. Er arbeitete im Bett. Kann man das? O ja, man kann es nicht nur, wenn man dazu gezwungen ist – wie Heinrich Heine in seiner «Matratzengruft», wie der lungenkranke R. L. Stevenson, wie der asthmatische Marcel Proust, der greise Henri Matisse –, man kann es auch aus freien Stücken, denn im Bett denkt man gut, und Schreiben oder Zeichnen bereitet keine großen Schwierigkeiten.

Goethe diktierte oft vom Bett aus. Rousseau, Milton und Mark Twain schrieben im Bett. Descartes lag täglich sechzehn Stunden zu Bett, bei herabgelassenen Vorhängen und geschlossenen Fenstern, weil er fand, so könne er am besten nachdenken. Thomas Hobbes, Verfasser des *Leviathan*, trieb im Bett mathematische Studien, wobei er die Bettlaken mit geometrischen Figuren bedeckte, und der russische Komponist Michail Glinka komponierte im Bett.

Dasselbe tat sein italienischer Zunftbruder Gioacchino Rossini. Als er einmal eine Arie fertig geschrieben hatte, rutschte ihm das Notenblatt weg und flatterte zu Boden. Er beugte sich aus dem Bett, um es aufzuheben, doch das Bettgestell war zu hoch; er reichte an das Blatt nicht heran. Er hatte auch keine Lust, sein weiches Lager zu verlassen. Darum schrieb er eine neue Arie – eine ganz andere.

Diese Anekdote, wahr oder nicht, ist deshalb so aufschlußreich, weil sie zeigt, daß Faulheit Fleiß hervorbringen kann. Viele bedeutende Werke der Kunst sind nur deshalb entstanden, weil einer nicht gern spazierengehen oder sein Bett verlassen wollte, weil er manuelle Arbeit scheute oder weil er sich langweilte. In der Plauderei *Über die Kunst, im Bett zu liegen* stellt der englische Schriftsteller G. K. Chesterton die einleuchtende Hypothese auf, das Bemalen der Decken in Kirchen und Palästen sei von Leuten erdacht worden, die im Bett lagen und plötzlich über sich herrliche Malflächen entdeckten. Er schreibt:

‹Im Bett liegen wäre ein durchaus vollkommener Idealzustand, wenn man einen Farbstift hätte, lang genug, um damit an die Zimmerdecke zu malen. Ein solcher findet sich jedoch im allgemeinen nicht unter den häuslichen Gerätschaften. Ich persönlich glaube, daß die Sache mit ein paar Kübeln Tünche und einem Besen zu machen wäre; nur würde vielleicht, wenn man mit meisterlichem Schwung zu Werke ginge und die Farben in pastoser Breite hinschwemmte, ein Teil davon als sonderbarer bunter Zauberregen wieder zurück und einem ins Gesicht strömen, und das hätte sein Mißliches. Ich fürchte, man würde sich bei dieser Art künstlerischen Schaffens auf Schwarz-Weiß beschränken müssen. Dafür wäre die weiße Zimmerdecke in der Tat herrlich zu gebrauchen, ja, es scheint mir das einzige, wofür eine weiße Zimmerdecke überhaupt zu gebrauchen ist.

Aber ohne die wundervolle Erfahrung des Im-Bett-Liegens wäre mir das vielleicht niemals aufgegangen. Jahrelang habe ich nach leeren Stellen in einem modernen Hause gesucht, auf die man malen könnte. Papier ist viel zu klein für Darstellungen von wahrhaft allegorischer Bedeutung; wie Cyrano de Bergerac sagt, «il me faut des géants». Immer jedoch, wenn ich diese schönen reinen Flächen in modernen Zimmern, wie wir alle sie bewohnen, zu finden suchte, wurde ich enttäuscht. Allenthalben traf ich auf endlos sich wiederholende Ornamente und eine Unzahl kleiner Dinge, die wie ein feinmaschiger Vorhang zwischen mir und dem Gesuchten hingen. Ich prüfte die Wände; ich fand sie zu meiner Überraschung bereits mit Tapeten bedeckt und fand die Tapeten bereits mit höchst reizlosen Gebilden bedeckt, alle miteinander so lächerlich gleich wie ein Ei dem andern. Wohin ich auch mit meinem Bleistift oder Pinsel irrte, überall sah ich, daß andere mir unverantwortlicherweise zuvorgekommen waren und Wände, Vorhänge und Möbel bereits mit ihren kindischen und barbarischen Ornamenten verschandelt hatten.

Nirgends fand ich einen wirklich freien Raum zum Malen, bis es eben eines Tages geschah, daß ich den Zustand des Auf-dem-Rücken-im-Bett-Liegens über das geziemende Maß hinaus verlängerte. Da ging denn das Licht dieses weißen Himmels mit einemmal über mir auf, diese Fläche aus schierem Weiß, das in der Tat fast gleichbedeutend ist mit dem Begriff des Paradieses, da es Reinheit und Freiheit bedeutet. Aber ach! gleich allen Himmeln ward auch dieser, kaum erblickt, schon als unerreichbar erfunden – unnahbar und ferner als der blaue draußen vorm Fenster; denn mein Vorhaben, ihn mit dem borstigen Ende eines Besens zu bemalen, wurde mißbilligt – man frage nicht, von wem –, und auch mein bescheidener Ersatzantrag, das andere Ende des Besens ins Herdfeuer zu stecken und in Holzkohle zu verwandeln, wurde nicht bewilligt. Dabei bin ich sicher, daß die Eingebung, die Decke von Palästen und Kathedralen mit einem Getümmel gestürzter Engel oder siegreicher Götter anzufüllen, ursprünglich und in jedem Fall von Menschen in meiner (Bett-)Lage ausging. Auf die Idee, die Decke der Sixtinischen Kapelle zum erhabenen Abbild eines Gottesdramas zu machen, das sich nur im Himmel abspielen konnte, ist Michelangelo meiner Überzeugung nach nur deshalb verfallen, weil er gerade der altehrwürdigen Gepflogenheit des Im-Bett-Liegens frönte.

Die jetzt übliche Einstellung zu dieser Gepflogenheit ist heuchlerisch und ungesund. Von allen Anzeichen, die in der heutigen Welt auf einen gewissen Verfall deuten, ist keines bedrohlicher und gefährlicher als die Überschätzung der Sitten auf Kosten der Sitte, der geringfügigen guten Eigenschaften auf Kosten der hohen. So gilt es als vernichtender, jemandem schlechten Geschmack vorzuwerfen, als ihn der Unmoral zu beschuldigen. Reinlichkeit steht heutzutage nicht mehr hinter Frömmigkeit zurück, sondern Reinlichkeit ist zur Hauptsache geworden und Frömmigkeit gilt als Ärgernis. Besonders trifft das auf Fragen der Hygiene zu, und so auch auf die Frage des Im-Bett-Liegens. Anstatt es, wie füglich, als eine Frage des persönlichen Beliebens und der persönlichen Umstände zu betrachten, sehen viele es nachgerade als hochmoralisch an, recht früh aufzustehen. In Wahrheit ist es einfach eine Sache praktischer Erfahrung; an sich ist weder am Frühaufstehen etwas Gutes noch am Gegenteil etwas Schlechtes.

Für alle Jünger der großen Kunst des Im-Bett-Liegens muß eine nachdrückliche Warnung hinzugefügt werden. Auch für diejenigen, die ihre Arbeit im Bett verrichten können (wie zum Beispiel Journalisten), aber mehr noch für solche, die ihre Arbeit nicht im Bett verrichten können (wie zum Beispiel Walfänger), gilt natürlich, daß man dieser Annehmlichkeit durchaus nur von Zeit zu Zeit frönen darf. Das ist jedoch nicht die Warnung, die ich meine. Die Warnung ist diese: Wenn du im Bett liegst, so tue es ja ohne irgendwelche Begründung oder Rechtfertigung. Ich rede natürlich nicht von ernstlich Kranken. Aber wenn ein gesunder Mensch im Bett liegt, so soll er es ohne den mindesten Vorwand tun. Dann wird er auch wieder als gesunder Mensch aufstehen. Tut er es aus irgendeinem hygienischen Grunde – oder hat er eine wissenschaftliche Erklärung dafür, so wird er vermutlich als Hypochonder aufstehen.›

Schade, daß Chesterton, der fröhlichste aller Katholiken, so früh gestorben ist. Er hätte sonst noch erlebt, wie der alte Henri Matisse in unseren Tagen seine – Chestertons – Anregung verwirklicht. Da der Achtzigjährige schon etwas gebrechlich war, malte er bisweilen vom Bett aus, mit langen Stäben, an denen Pinsel befestigt waren. Und da wir von Bett-Malern reden, kommt ein Augenzeugenbericht über den französischen Porträtisten Henri Fantin-Latour gerade zupaß; er stammt von William Gaunt.

‹Im Winter pflegte Fantin-Latour im Bett zu zeichnen, der Kälte wegen. Fröstelnd, traurig, hartnäckig saß er eines Tages, einen fadenscheinigen Überzieher umgetan, einen Zylinderhut über den Augen und ein Halstuch um den Mund, und zeichnete mit halb erstarrter, behandschuhter Hand, wobei er eine Kerze am Rande des Zeichenbrettes balancierte. Der englische Maler Whistler saß an seiner Seite, lachend und plaudernd, und zeichnete gleichfalls. ‹Fantin im Bett, unter Schwierigkeiten seine Studien verfolgend›, schrieb er unter das Blatt.›

Unzählige Menschen haben als Kinder, heimlich unter der Bettdecke lesend, an ihrer Bildung oder Halbbildung gearbeitet; zwei Beispiele für viele: Charles Dickens und Herbert Spencer. Voltaire blieb bei schlechtem oder kaltem Wetter grundsätzlich in seinem Bett liegen, das über und über mit Büchern bedeckt war. Er las ohne Unterlaß und versah die Bücher mit kritischen Randnoten. Und damit auch eine Frau hier erscheine: Diane de Poitiers, die Mätresse Heinrichs II. von Frankreich, stand um sechs Uhr früh auf, wusch sich in Regenwasser, ritt eine Meile und legte sich wieder ins Bett, um bis mittags zu lesen.

In dem Roman *Oblomov* hat der Russe Ivan Gontscharov der Trägheit ein Denkmal gesetzt; Oblomovs apathisches, langweiliges Leben spielt sich zwischen Bett und Diwan ab, es erinnert an den Spruch Salomos (26,14):

«Ein Fauler wendet sich im Bett wie die Tür in der Angel.»

Aber jene «russische Lethargie, die nichts beschäftigte und nichts beunruhigte», hat sich inzwischen gründlich ins Gegenteil verkehrt; nur die Dekretierung eines Schlaf-Solls könnte sie wieder zurückrufen.

Palmström, der unermüdliche, kaustische Palmström, ist aus anderem Holz geschnitzt als Oblomov – ihm wird das Bett zur Werkstatt:

Palmström haut aus seinen Federbetten,
sozusagen, Marmorimpressionen:
Götter, Menschen, Bestien und Dämonen.

Aus dem Stegreif faßt er in die Daunen
des Plumeaus und springt zurück, zu prüfen,
leuchterschwingend, seine Schöpferlaunen.

Und im Spiel der Lichter und der Schatten
schaut er Zeusse, Ritter und Mulatten,
Tigerköpfe, Putten und Madonnen...

träumt: wenn Bildner all dies wirklich schüfen,
würden sie den Ruhm des Alters retten,
würden Rom und Hellas übersonnen.

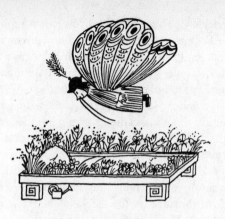

Überbetten

Siehe, sein eisern Bett ist ... neun Ellen
lang und vier Ellen breit.
5. Buch Mosis 3,11

Ists Bett kurz? Drückt es dich? Sag!
Herrje – sind das nicht die Bohlen,
Darin ich als Junge lag?
Ibsen: Peer Gynt

Das normale Bett mißt heute 1,90 × 0,90 Meter, seltener 2 × 1 Meter. Deshalb haben Riesen es schwer: Sobald sie länger als 2 Meter sind, können sie sich im Bett nicht mehr ausstrecken. Thomas Wolfe, der ein Riese war, hat diesem betrüblichem Faktum eine ganze Erzählung – sie heißt *Gulliver* – gewidmet, die mit den Worten beginnt: ‹Eines Tages wird jemand ein Buch schreiben über einen Mann, der zu hoch gewachsen war, der nie in die Ausdehnungs- und Größenverhältnisse seiner Umwelt paßte.› Ernst Penzoldt hat mir erzählt, daß sein Vater, der 2 Meter groß war, kein passendes Hotelbett fand und darum, wenn er mit seiner Familie in Ferien war, stets ein übergroßes Bett vorausschickte. Er wollte gut schlafen und liebte es nicht, daß seine Füße den Bettrand überragten.

Die griechische Sage berichtet von einem Räuber Damastes oder Polypemon, der in Attika sein Unwesen trieb und den Beinamen Prokrustes hatte – d. h. «der gewaltsam Ausreckende». Sooft Prokrustes einen Reisenden gefangen hatte, legte er ihn auf ein eisernes Folterbett. War der Arme kürzer als das Bett, so schlug Prokrustes so lange mit einem Hammer auf ihn ein, bis die gepeinigten Glieder sich längten; war sein Opfer zu lang, so hackte er ihm die Füße ab. Was er mit jenen machte, die genau paßten, ist nicht überliefert. Der Unhold fand ein schlimmes Ende. Eines Tages überwältigte ihn der Held Theseus, legte ihn auf das Bett und brachte ihn auf dieselbe abscheuliche Weise um.

Im 5. Buch Mosis (3,11) ist von einem Riesenbett die Rede. Es heißt da:

‹Denn allein der König Og zu Basan war noch übrig von den Riesen. Siehe, sein eisern Bett ist zu Rabba der Kinder Ammon, neun Ellen lang und vier Ellen breit, nach eines Mannes Ellenbogen.›

5,5 × 2,5 Meter – das ist ein ganz stattliches Maß. Es wird aber noch übertroffen von dem Bett, das Philipp der Gute von Burgund sich für seine Hochzeit mit Isabella von Portugal bauen ließ; dieses war 18 Fuß lang, 12 Fuß breit, und das sind 5,5 × 3,5 Meter. Die größere Breite rührte daher, daß es ein zweischläfriges Bett war, während der Riesenkönig Og wahrscheinlich allein schlief.

Die Ritterburgen des 14. Jahrhunderts enthielten oft übergroße Betten, in denen auch Gäste und Hunde mitschliefen. Im 15. Jahrhundert maßen die Betten der Personen von Stand meist 2,20 × 1,90 Meter, und während der Renaissance konnte ein Wohnraum nur ein einziges Bett aufnehmen, weil dieses ihn zur Hälfte ausfüllte. Legenden ranken sich um das berühmte englische «Bed of Ware», das lange Zeit in einem Wirtshaus zu Ware stand und angeblich um 1570 für den Earl of Huntingdon, Ware Park, gefertigt worden war; in Shakespeares *Was ihr wollt* ist von ihm die Rede. Auch das 18. Jahrhundert hat gigantische Betten geschaffen, die «Lits de Parade» oder «Lits d'Honneur» hießen. Sie hatten ihre große Stunde, wenn der Besitzer gestorben war und in ihnen öffentlich aufgebahrt wurde.

In Gontscharovs Roman *Absturz* besucht der Künstler Raiski das Herrenhaus eines Gutes, welches seiner Familie gehört, und findet dort:

‹Im Schlafzimmer ein ungeheures Bett, das einem mit Goldstoff bedeckten, riesigen Sarkophag glich. Raiski konnte sich nicht recht vorstellen, wie seine Vorfahren auf diesen katafalkartigen Betten ihre Nachtruhe gehalten hatten. Es schien ihm unmöglich, daß ein lebendiger Mensch überhaupt darauf schlafen konnte. Unter dem Betthimmel hing ein vergoldeter Cupido, der seinen Glanz längst verloren hatte und fleckig geworden war; er hatte den Pfeil auf den Boden gelegt und zielte direkt auf das Bett.›

Der englische Finanzschwindler Whitaker Wright, der 1904 im Gefängnis Gift nahm, ließ sich ein riesiges Landhaus erbauen, das allein 32 Schlafzimmer hatte. Sein eigenes Schlafzimmer war 60 Meter lang und besaß 40 Fenster. Es war ausgestattet mit einem Flügel, einer Harfe und einem zwei Meter hohen chinesischen Gong. Ein riesiges Doppelbett stand darin.

Die Vorliebe des Menschen für große Nachtlager geht überein mit einer Neigung, aus dem Bett eine Art Burg oder Festung zu machen. Nicht zufrieden damit, wie ein Vogel im weichen Nest zu liegen, warm, geborgen, soll dieses Nest gegen die Außenwelt abgeschlossen, abgedichtet, gepanzert sein. Betten des frühen Mittelalters und der Biedermeierzeit, die einem Kasten ähneln, sind schlichte Vorformen dieses Verlangens. Massiver im Material und im Ausdruck sind gemauerte Betten, wie man sie aus Pompeji und auch aus dem Mittelalter kennt. Im 17. Jahrhundert griff ein französischer Arzt von Ruf, Charles de l'Orme, den Gedanken wieder auf und empfahl Betten, die aus Ziegelsteinen gemauert waren, weil nur sie imstande seien, Zug und Feuchtigkeit abzuhalten. Er hielt viel von der natürlichen Körperwärme, trug beim Schlafen sechs Paar Strümpfe, eine Decke aus Hasenfell und verließ sein Bett auch dann nicht, wenn ein natürliches Bedürfnis ihn überkam.

Die metaphysisch ausgerichtete Gotik entwickelte im 12. und 13. Jahrhundert das Himmelbett, mit Säulen, die den Baldachin trugen, und Vorhängen, die warm hielten und den Schläfer gegen das Zimmer hin isolierten; ähnliche Betten blieben bis ins Hochbarock hinein beliebt. Zweifellos hat das Himmelbett etwas Lauschiges (und auch etwas Lustiges, wenn es, wie manche Bauernbetten, hübsch ausgemalt ist), aber es ist doch ein rechter Staubfänger, und sobald man es früher unterließ, die Füße des Bettes in Wassernäpfe zu stellen, konnte man ziemlich fest mit Wanzen rechnen.

In nordischen oder an der Küste gelegenen Ländern zogen sich die Schläfer vor dem Wind, vor der Luftfeuchtigkeit noch sorgsamer zurück – in Schlafschränke und Bettschränke, die teilweise mit Schiebetüren zu schließen waren. Sie krochen abends wirklich in die «Falle», in die «Klappe». In Niedersachsen nannte man solche Wandbetten, die mitunter für mehrere Personen eingerichtet waren, Schlafbutzen.

Die Betten hochgestellter, unbeliebter oder reicher Leute waren zum Schutz gegen nächtliche Überfälle mit Brüstungen und Eisengittern umgeben, und bevor die erlauchte Person sich niederlegte, sahen die Leibwächter nach, ob sich kein Übeltäter unter dem Bett, hinter den Vorhängen oder sonstwo verborgen hielt. Richard III. von England schlief auf einem Goldhort, wie Fafnir, der Drache. Sein Bett hatte einen doppelten Boden und darin ein Geheimfach, das mit Gold gefüllt war; deshalb führte er das Bett auf Reisen mit sich. Kurz vor seinem Tode ließ er das Bett in Leicester stehen. Der Besitzer des Hauses, in dem der König genächtigt hatte, entdeckte die verborgene Schatzkammer, er war über Nacht ein reicher Mann und wurde bald darauf zum Bürgermeister der Stadt gewählt. Als er starb, hinterließ er eine vermögende Witwe, die – wegen ihres Geldes – von einer

Bediensteten ermordet wurde. Offenbar ruhte auf Richards Gold kein Segen. Die persischen Könige bewahrten zu Häupten ihres Bettes 5000 Talente Gold («des Königs Kopfkissen» genannt) und an dessen Fußende 3000 Talente Silber («des Königs Fußschemel»). Sie waren ihre eigenen Bankiers.

Aber auch in China scheint das Bett ein Raum im Raum zu sein, eine Art Lusthäuschen oder Bungalow. In *Weisheit des lächelnden Lebens* berichtet Lin Yutang:

«Besonders neuerungslustig war er in der Frage der Betten. Wenn er ein neues Haus beziehe, sagte er, gelte seine erste Sorge stets den Betten. In China ist das Bett von alters her eine umständliche Sache mit Vorhängen und Rahmenbau; es gleicht einem großen Schrank oder einem für sich abgetrennten Zimmer und ist mit allerhand Stangen, Querleisten und Schiebefächern versehen, damit man Bücher, Teekannen, Schuhe, Strümpfe und tausend Kleinigkeiten abstellen kann. Li kam auf den Einfall, man müsse auch Blumenständer am Bett haben. Er baute zu diesem Zwecke ein schmales, winzig kleines Holzbrettchen, einen Fuß breit, aber nur zwei bis drei Zoll tief, und befestigte es an dem gestickten Bettvorhang. Seiner Anweisung zufolge muß man das Brettchen in bestickte Seide einschlagen, so daß es einer am Himmel schwebenden Wolke ähnelt und nicht allzu regelmäßige Umrisse zeigt. Auf diesem Brettchen stellte er die Blumen der Jahreszeit auf oder er verbrannte «Drachenspeichel»-Weihrauch oder stellte, um des Wohlgeruchs willen, «Buddhafinger» und Quitten dort auf. «Dann», sagte er, ›ist mein Körper kein Körper mehr, sondern ein Schmetterling, der unter den Blumen flattert, schläft und Speise und Trank nippt, und der Mensch ist kein Mensch mehr, sondern ein Elfenwesen, das im Paradiese herumstrolcht.»»

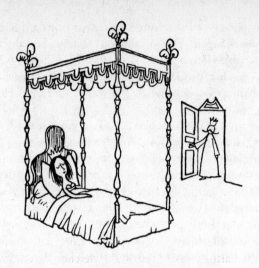

Lever und Coucher

Im Jahre 1717 reiste Zar Peter der Große durch Europa, kam nach Paris und auch nach Versailles.

‹Am Freitag, dem 11. Juni begab er sich von Versailles nach Saint-Cyr, wo er das ganze Haus und die Fräuleins in ihren Klassen besichtigte. Er wollte auch Frau von Maintenon sehen, die sich, weil sie mit seiner Neugier rechnete, ins Bett gelegt und die Vorhänge zugezogen hatte, bis auf einen, der nur halb geschlossen war. Der Zar betrat das Zimmer, öffnete sofort die Fenstervorhänge, dann alle Bettvorhänge, betrachtete nach Lust Frau von Maintenon, wobei weder er noch sie ein Wort sagten und ging dann wieder, ohne ihr irgendeine Reverenz zu erweisen. Ich hörte, daß sie darüber sehr erstaunt und peinlich berührt war.›

Man kann es ihr nachempfinden. Aber ihr königlicher Freund und Beschützer, Ludwig XIV., war zwei Jahre zuvor gestorben, und so mußte sie es eben erdulden, daß der Reisende aus dem Osten sie in Augenschein nahm wie ein Bühnenrequisit oder ein Tier im Zoologischen Garten. Hätte Peter sich anmelden lassen und gute Manieren bewiesen, so wäre es ein regelrechtes «Lever» gewesen, denn schon damals und erst recht später war es üblich, daß man im Paradebett Besuche empfing; das Bett war geradezu ein Mittelpunkt des gesellschaftlichen Lebens. Es gab ein genaues Reglement, welches vorschrieb, von welcher Seite man sich ihm nahen durfte; Freunden und hohen Gästen war es sogar gestattet, sich aufs Bett zu setzen oder zu legen.

Das Aufstehen und Zubettgehen der Könige glich einem kleinen Staatsakt. Über das «Lever» Ludwigs XIV. unterrichtet uns der Herzog von Saint-Simon:

‹Um acht Uhr weckte der erste Kammerdiener vom Dienst, der allein in dem Zimmer des Königs die Nacht zugebracht hatte, seinen Herrn. Zu gleicher Zeit traten der Leibarzt, der erste Chirurg und die Amme des Königs ein, die zeit ihres Lebens dieses Recht genoß. Sie gab ihm einen Kuß, die anderen frottierten ihn und reichtem ihm ein frisches Hemd. Nach Verlauf einer Viertelstunde traten der Oberkammerherr und mit ihm die Herren des sogenannten Grande Entrée ein. Man schlug die Vorhänge zurück, und das Becken mit dem Weihwasser am Kopfende des Bettes zeigte sich. Nach einem kurzen Frühgebet kleidete der König sich an. Er machte dabei fast alles selbst und mit größter Geschicklichkeit. Eine besondere Toiletteneinrichtung war nicht vorhanden, man hielt ihm nur einen Spiegel vor. Nachdem der König sich angekleidet hatte, verfügte er sich in sein Kabinett und fand dort alle, die Zutritt hatten.›

Der aufmerksame Leser wird bemerkt haben, daß der Sonnenkönig sich nicht waschen, sondern nur frottieren ließ. Das einzige Wasser, mit dem er zeit seines Lebens in Berührung kam, war Weihwasser.

Eine Freundin der Maintenon, die Prinzessin Anna Maria Orsini, wurde Oberhofmeisterin der Königin Elisabeth von Spanien. Ihr Brief an die Marschallin Noailles gewinnt der neuen Tätigkeit Humor ab:

‹Wahrlich, erführe Frau von Maintenon die Einzelheiten meines Amtes, sie würde sich vor Lachen ausschütten. Melden Sie ihr doch, ich bitte Sie darum, daß ich die Ehre habe, den Schlafrock des Königs von Spanien in Empfang zu nehmen, wenn er zu Bett geht und ihm denselben zu überreichen, sowie auch die Pantoffeln, wenn er aufsteht. Das ließe sich noch ertragen, aber daß alle Abende, die Gott werden läßt, wenn der König in das Schlafzimmer der Königin tritt, der Graf von Benavente sich mit dem Degen seiner Majestät belädt, mit einem Nachtgeschirr und einer Lampe, deren Öl meist über mein Kleid fließt, das ist allzu grotesk. Nie verließe der König das Bett, öffnete ich nicht die Vorhänge, und es wäre eine Schändung des Allerheiligsten, beträte eine andere Menschenseele als ich das Zimmer der Königin, wenn beide Majestäten im Bett liegen. Unlängst war die Lampe erloschen, weil ich die Hälfte des Inhalts verschüttet hatte. Ich wußte nicht die Fenster zu finden, weil wir bei Nachtzeit eingetroffen waren. Ich rannte gegen alle Wände an, war in Gefahr, mir die Nase zu brechen, und wir tappten, der König von Spanien und ich, wohl eine Viertelstunde umher und rannten uns fast über den Haufen. Die Königin hat zuweilen Behagen an solchen Schnurren, jedoch ist es mir noch nicht gelungen, ihr Vertrauen in dem Maße zu erlangen, wie es ihre piemontesischen Kammerfrauen besaßen. Darüber bin ich ganz verwundert, denn ich bediene sie besser als jene es taten, und ich bin fest überzeugt, sie würden ihr nicht so nett wie ich die Füße waschen, noch ihr die Strümpfe anziehen.›

Nicht lange behält die Prinzessin Orsini das hohe Amt am Hofe Philipps V., nicht lange die Machtstellung, die sie sich damit erobert hat; 1714 muß sie in die Verbannung. Gründlicher noch – und grotesker – ist ein Bericht über das Coucher des dicken Ludwig XVI. von Frankreich, der sich in den Memoiren der Gräfin Boigne findet:

«Das Coucher des Königs begann. Es fand allabendlich um halb zehn statt. Die Herren des Hofes vereinigten sich in dem Zimmer Ludwigs XVI. In einem anderen Gemach legte Ludwig XVI. dann sich nieder. Der König kam aus einem anderen Kabinett, begleitet von seiner Dienerschaft. Er hatte Haarwickel und war ohne Orden. So trat er, ohne jemanden zu beachten, hinter die Balustrade des Bettes. Der Almosenier des Tages empfing aus den Händen eines Kammerdieners das Gebetbuch und einen großen Wachsstockleuchter mit zwei Kerzen. Er folgte dem König hinter die Balustrade, gab ihm das Buch und hielt den Leuchter während des Gebetes, das kurz war. Der König trat wieder in den von den Höflingen besetzten Teil des Zimmers hinaus, der Almosenier gab den Leuchter dem ersten Kammerdiener zurück, dieser trug ihn zu der vom König gewählten Person, die ihn dann hielt, solange das Coucher dauerte. Es war dies eine sehr gesuchte Auszeichnung. Darum war in allen Salons des Hofes die erste Frage an die, die vom Coucher kamen: «Wer hat den Leuchter gehalten?», und wie es überall und stets geschieht, wurde die getroffene Wahl selten gebilligt.

Man zog dem König seinen Rock aus, seine Weste und endlich sein Hemd. Er war nackt bis zum Gürtel, kratzte sich und rieb sich, als wäre er allein, angesichts des ganzen Hofes und oft vieler vornehmer Fremder. Der erste Kammerdiener übergab das neue Nachthemd der im Rang höchststehenden Person, den Prinzen vom Geblüt, falls welche zugegen waren. Es war dies ein Recht und nicht eine Gunst. War es eine Person, mit der er vertraulich umging, machte der König oft Späße, wenn er das Hemd anlegte. Er wich aus, sprang zur Seite, ließ sich einholen, und zu diesem reizenden Possenspiel lachte er schallend. Die ihm ehrlich zugetan waren, litten unter diesem Gelächter. Wenn er das Hemd anhatte, zog er seinen Schlafrock an. Drei Kammerdiener knöpften zugleich den Gürtel und die Kniestücke der Hose auf, sie rutschte ihm bis auf die Füße. Und in diesem Kostüm ging er nun, mit schleppenden Füßen, da er mit so lächerlichen Hindernissen keine Schritte machen konnte, im Kreis die Hofgesellschaft ab.

Die Zeit für diesen Empfang stand mitnichten fest, manchmal dauerte er nur wenige Minuten, manchmal beinahe eine Stunde. Das hing von den Personen ab, die erschienen waren. Wenn es keine Anreger gab, wie die Höflinge untereinander die Personen nannten, die den König zum Reden zu bringen wußten, so brauchte man nicht mehr als zehn Minuten. Unter den Anregern war der geschickteste der Graf Coigny. Er war immer bemüht, die augenblickliche Lektüre des Königs zu ermitteln, und sehr gewandt darin, das Gespräch auf das zu lenken, was seine eigenen Fähigkeiten zu betonen angetan war. Deshalb fiel der Leuchter oft ihm zu, und seine Gegenwart verdroß diejenigen, die eine Abkürzung des Coucher wünschten.

Wenn der König genug hatte, schleppte er sich rücklings zu einem Sessel, den man ihm in die Mitte des Raumes stellte, und ließ sich plump darauf niedersinken, indem er beide Beine hob. Zwei Pagen zugleich griffen kniend danach, zogen dem König die Schuhe aus und ließen sie mit einem Lärm, der Brauch war, auf das Parkett fallen. Sobald der Türhüter dieses Geräusch hörte, öffnete er die Tür und rief: «Gehen Sie, meine Herren!» Jeder ging, und die Zeremonie war aus. Die Person jedoch, die den Leuchter hielt, konnte bleiben, wenn sie dem König etwas Besonderes mitzuteilen hatte. Das erklärte die Bedeutung, die man dieser seltsamen Gunst beimaß. Während des Coucher sagte eines Abends der diensttuende Türhüter zu Herrn von Créquy, der sich auf die Balustrade des Bettes lehnte: «Mein Herr, Sie entweihen des Königs Bett.» – «Mein Herr, ich werde Ihre Gewissenhaftigkeit im Dienst beweihräuchern», erwiderte Herr von Créquy prompt. Diese rasche Entgegnung hatte großen Erfolg.›

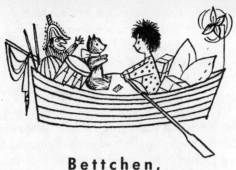

Bettchen, wo fährst du denn hin?

Eine Bettstelle, sich selbst des Nachts
darin in der Stube herumzufahren.
Lichtenberg

Im Bett fühle ich mich wie ein
Radjah, der auf einem Elefanten reitet.
Paul Morand

‹Das Bett war ein Floß, auf dem Ellen als einsame Schiffbrüchige saß, ewig einsam, treibend auf einem grollenden Ozean. Ein Schauer lief über ihr Rückgrat. Sie zog die Knie dichter ans Kinn herauf.› Diese Sätze stehen in dem Roman *Manhattan Transfer* von John Dos Passos. Sie handeln von der Einsamkeit des Menschen, aber auch davon, daß den Ruhend-Ruhelosen häufig die Vorstellung überkommt, sein Bett setze sich in Bewegung und fahre mit ihm davon – wie ein Wagen oder wie ein Schiff.

Der englische Schriftsteller Robert Louis Stevenson erzählt in einem Gedicht, er habe als Kind sein Bett für ein Boot angesehen, darin er einsame Meeresfahrten unternahm, und sich wie «ein kluger Seemann» verproviantiert: mit Kuchen und mit Spielsachen. Es mag eine Vorahnung seines späteren Lebens gewesen sein, das ihn in einer Segeljacht über die großen Ozeane führte. Bei dem Seemann Joachim Ringelnatz heißt es:

Bettchen, wo fährst du denn hin?
Nun gut, fahr immer zu.
Im Kreise und auf der Reise.
Nach Afrika. Wir besuchen ein Gnu.
Gute Nacht, Anna, ich bin –
Müde bin ich Känguruh.

Doch der Einfall ist älter; gute Einfälle haben meist einen stattlichen Stammbaum, der tief in die Zeiten reicht. Wolfram von Eschenbachs *Parzival* beschreibt ein rollendes Zauberbett, das vor dem Ritter Gawan davonfährt:

Nun trat er zu dem Zimmer ein:
Dem war des Estriches Schein
wie Glas so schlüpfrig und so klar.
Das *Lit merveil* darinne war,
das wunderbare Bette.
Dem liefen auf der Glätte
von Rubin vier helle Scheiben.
Kein Wind kann schneller treiben,
als die Rollen wurden fortgeschoben.

Und in dem arabischen Märchen *Aladin und die Wunderlampe*, das dem großen Sammelwerk *Tausendundeine Nacht* angehört, befiehlt Aladin allnächtlich seinem untertänigen Geist, die neuvermählte Prinzessin samt ihrem Bräutigam im Bett herbeizuschaffen, und der Geist befolgt die Weisung so zuverlässig wie ein fahrplanmäßiges Verkehrsflugzeug.

‹Die Braut sträubte sich heftig. Die Sultanin half sie entkleiden, legte sie wie mit Gewalt ins Bett, umarmte sie, wünschte ihr eine gute Nacht und entfernte sich dann mit allen ihren Frauen. Die letzte, die hinausging, schloß die Tür hinter sich zu. Kaum war die Tür verschlossen, als der Geist, ein treuer Diener der Lampe, ohne dem jungen Gatten Zeit zu lassen, seine Neuvermählte auch nur ein wenig zu liebkosen, zum großen Erstaunen beider das Bett, worin sie lagen, in einem Augenblick in Aladins Zimmer trug.

Aladin, der diesen Augenblick voll Ungeduld erwartet hatte, duldete nicht, daß der Sohn des Großwesirs bei der Prinzessin liegen blieb. «Nimm diesen jungen Ehemann», sagte er zu dem Geist, «sperre ihn in das heimliche Gemach und komme morgen früh etwas vor Tagesanbruch wieder.» Sogleich nahm der Geist den Sohn des Großwesirs im bloßen Hemd aus dem Bett, brachte ihn an den bezeichneten Ort und ließ ihn daselbst. Aladin entkleidete sich und legte sich an die Stelle des Sohnes des Großwesirs, indem er der Prinzessin den Rücken kehrte, zugleich aber die Vorsicht gebrauchte, einen Säbel zwischen die Prinzessin und sich zu legen, zum Zeichen, daß er damit bestraft zu werden verdiente, wenn er sich gegen ihr Ehre vergehen sollte. Am Morgen löste der Geist den Sohn des Großwesirs von seinem Posten ab, und Aladin nahm, als er zurückkam, seinen Säbel wieder. Der Geist legte den jungen Ehemann neben die Prinzessin und trug das Brautbett in dasselbe Gemach des königlichen Palastes zurück, wo er es geholt hatte.›

Das war Poesie. Nun kommt Wirklichkeit – und da zeigte es sich wieder einmal, daß der Unterschied zwischen den beiden nicht gar so groß ist. Von Reisebetten zu reden, wäre billig. Schon die alten Ägypter hatten solche. Franz I. von Frankreich führte in seinem Troß zerlegbare Betten mit, und Goethes Reisebett war dreiteilig und aufklappbar. Nein, wir meinen keine gewöhnlichen Reisebetten, sondern das reisende Bett des Kardinals Richelieu. Dieser überaus kluge Mann, Frankreichs ungekrönter König, regierte das Land vom Bett aus. Ob er nicht aufstehen konnte, weil er leidend war, oder ob er nicht aufstehen wollte, weil er so gern im Bett lag, ist schwer zu entscheiden. Jedenfalls verließ er sein Bett nie, und wenn er eine Reise antrat, so wanderte das Bett eben zu Wasser und zu Lande durch ganz Frankreich. War das Tor einer Stadt zu klein, um die riesige Bettstatt durchzulassen, so wurde die Stadtmauer aufgebrochen; die Kosten spielten keine Rolle, denn der Kardinal saß ja auf dem Stadtsäckel. Ein zeitgenössischer Bericht schildert den Einzug Richelieus in die Stadt Viviers:

‹Sobald sein Schiff sich dem Lande näherte, wurde eine hölzerne Brücke errichtet, die das Schiff mit dem Flußufer verband. Nachdem man die Brücke auf ihre Zuverlässigkeit überprüft hatte, wurde das Bett, in welchem besagter Herr ruhte, an Land gebracht... Sechs kräftige Männer trugen das Bett an zwei langen Stangen oder Balken, und die Stellen, wo ihre Hände zupackten, waren mit Lederstreifen umwickelt und verstärkt. Sie trugen Gurte um den Nacken, die wie Stolen zu den Balken herunterhingen, an denen sie befestigt waren. So trugen diese Männer das Bett und mit ihm den Herrn in die Städte und in die Häuser, wenn er Quartier nahm. Was jedoch das Volk besonders erstaunte, war der Umstand, daß er die Häuser durchs Fenster betrat. Denn bevor er eintraf, brachen die Maurer, welche er mit sich führte, die Fensterrahmen der Häuser auf oder schlugen Breschen in die Mauern der Räume, die er beziehen wollte, und danach errichteten sie eine hölzerne Brücke zwischen der Straße und den Fenstern oder den Öffnungen, die sie in die Mauern der Häuser geschlagen hatten. Auf diese Weise zog der hohe Kardinal, in seinem tragbaren Bett liegend, durch die Straßen und wurde über die Holzbrücke in den Raum gebracht, wo man ein anderes Bett für ihn vorbereitet hatte und den seine Bedienten mit purpurnem und violettem Damast und kostbarstem Mobiliar ausgestattet hatten.›

Der Kardinal reiste also etwa so, wie man heute im Schlafwagen reist – jedoch zwei Jahrhunderte vor dessen Erfindung. Denn erst um das Jahr 1860 konstruierte George Mortimer Pullman, Möbeltischler in Chicago, den ersten Schlafwagen; mit Bettgerüsten, die in die Wand eingelassen waren, ausziehbaren Verlängerungspolstern und abschirmenden Gardinen. Im Gang vor der Bettgalerie kleideten die Reisenden sich an und aus. Auf der Strecke zwischen Chicago und Buffalo wurde Pullmans Erfindung zum erstenmal ausprobiert; 1872 lief ein Schlafwagen zwischen Paris und Wien, 1873 wurde die Gesellschaft der «Wagons-Lits» gegründet.

Aber halt, wir wollen ehrlich sein: Schon die Antike kannte Schlafwagen – sie hießen *carrucae dormitoriae* und sind fürs 1. Jahrhundert v. Chr. bezeugt. Vermutlich schlief es sich prächtig in ihnen, denn die antiken Reisewagen rollten weich und stoßfrei dahin, man konnte während der Fahrt schreiben – was in unseren Schnellzügen nicht immer gelingt. Die Moderne hat offenbar die undankbare Aufgabe, alles wieder zu entdecken, was die Antike entdeckt hatte und was dann im Mittelalter vergessen und verschludert worden ist.

Der Architekt Fritz August Breuhaus hat sich einmal ein Wunschbett ausgedacht, das beweglich war, und darüber einen Dialog geschrieben:

«Der Schlaf ist nicht nur heilig», fuhr Clairmont fort, «er ist auch als Kraftquelle von so ungeheurer Bedeutung, daß vor allem Geistesarbeiter ein Recht haben, die absonderlichsten Wünsche zu befriedigen. Die wenigen Stunden Schlaf, die ich benötige, muß ich in völligem Dunkel und frei von Geräuschen verbringen. Der Schlafraum mag klein sein, aber er muß einen sehr hohen Luftraum enthalten. Nur das große, zwei Meter breite Bett muß in ihm Platz finden. Aus dem Schlafraum, der zwischen Ankleidezimmer und Schlafhof liegt, muß jedes Geräusch verbannt sein. Ich denke mir meine Schlafkammer etwa so: Durch die drei hintereinander geschalteten Räume, zwischen denen sich große Schiebetüren befinden, laufen zwei Balken, an denen das Bett mit Rollen aus starken, gedrehten Seilen aufgehängt ist.»

«Wird das Schaukeln Sie nicht stören?» meinte Dubelle.

«Durchaus nicht», entgegnete Clairmont. «Es kann sich infolge der Schwere des Bettes nur um eine leichte Bewegung handeln, und gut gewiegt schläft man besser. Das Bett hängt im Ankleidezimmer, damit ich mich an kühlen Tagen in einem geheizten Raum ausziehen und niederlegen kann.

Es ist nun Ihre Sache, eine Vorrichtung zu erfinden, die es mir ermöglicht, vom Bett aus die Schiebetüren zu öffnen und das Bett entweder in den Schlafraum oder in den Schlafhof zu befördern, damit ich je nach Wetter und Laune entweder unter freiem Himmel oder in einem gedeckten Raum schlafen kann. Natürlich muß ich morgens oder zu einer anderen Zeit, wenn ich gern aufstehen möchte, wieder ins Ankleidezimmer gelangen.»

«Es gibt einige Dinge», warf Dubelle ein, «die Sie nicht bedacht haben: das Morgenlicht, das Sie wecken, und der Regen, der Sie durchnässen wird. Gegen das Licht können Sie sich mit einer schwarzen, augenlosen Maske schützen. Aber was machen wir gegen den Regen?» Nach einigem Überlegen fuhr er fort: «Das Bett muß im Schlafhof an einer schiefen Ebene hängen. Sobald es regnet, löst der erste Tropfen, indem er auf eine hauchdünne Schale fällt, die Arretierung des Mechanismus, dan dem das Bett hängt, und öffnet gleichzeitig die Schiebetüren.»

«Wird mich das nicht wecken?» fragte Clairmont. «Ebendies soll doch gerade vermieden werden.»

«Man könnte ein Schiebedach mit einem ähnlichen Mechanismus machen», meinte Dubelle. «Dann braucht das Bett nicht bewegt zu werden.»

Clairmont nickte. «Ich glaube bestimmt, daß die Frage zu lösen ist. Eines Tages kommt die richtige Idee – wie die Maus aus dem Loch.»»

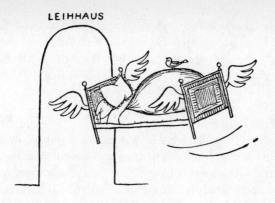

Auf Stroh

Eia Beia Wiegenstroh:
Schläft mein Kind, so bin ich froh.
Kinderlied

Das Ende des weströmischen Reiches war auch das Ende des Bettes. Vandalen und Hunnen und Barbaren konnten mit dem Bett nichts anfangen, weil sie nicht seßhaft waren, sondern sich dauernd im Kriege befanden. Ab 450 schlief alle Welt auf Strohsäcken, und erst mit Karl dem Großen zog wieder das Bett in Europa ein. Wo kein Bett ist, da ist auch keine Kultur.

Aber kein Wort gegen das Strohlager! Wer Soldat oder Flüchtling gewesen ist, der weiß, daß man auf Stroh prächtig schlafen kann – freilich nur, wenn es immer wieder erneuert oder aufgeschüttelt wird; es muß federn.

Bindings *Kriegstagebuch* meldet: ‹Auf dem Stroh hinter den Pferden zur Nacht in der Scheune: das ist während des Anmarsches das Sicherste, das Sauberste und – wahrhaftig – das Traulichste. Die Mannschaft, sorglos und jung, schläft für ein paar Stunden wie von Blei umgossen.› Selbstverständlich ist der Soldat kein Kostverächter. Wo immer er ein Bett findet, bedient er sich seiner. Darüber Rilke, im *Cornet*:

‹Nach so vielen, leeren, langen Feldnächten: Betten. Breite, eichene Betten. Da betet sich's anders als in der lumpigen Furche unterwegs, die, wenn man einschlafen will, wie ein Grab wird.

«Herrgott, wie du willst!»
Kürzer sind die Gebete im Bett.
Aber inniger.›

Ich gestehe, daß ich den Anfang des zweiten Satzes, obwohl ich ihn allmählich kennen müßte, immer so lese: «Da bettet sich's anders», denn des jungen Rilke betende Krieger sind ungewöhnlich – sie kommen in der Natur selten vor.

Von den Kölnern und den Münchnern heißt es, sie trügen im Karneval (im Fasching) ihre Betten aufs Leihhaus und verjubelten das Geld. Die Tiroler scheinen es ebenso zu halten:

> Die Tiroler sind lustig,
> Die Tiroler sind froh.
> Sie verkaufen ihre Betten
> Und schlafen auf Stroh.

Ein anderes Volkslied ist, was die Beschaffenheit des Lagers anlangt, zumindest nicht wählerisch. Ihm geht es mehr ums Gesellige:

> Mit mir und dir ins Federbett
> Mit mir und dir ins Stroh!
> Da sticht uns keine Feder net,
> Da beißt uns auch kein Floh.

Während seiner sportlichen Jugendzeit hat Goethe ganz offenbar den Strohsack der Matratze vorgezogen. Im August 1779 schreibt er an seine Mutter, er werde mit dem Herzog Karl August nach Frankfurt kommen, ins Elternhaus, und gibt ihr einige Weisungen:

‹Unser Quartier wird bestellt wie folgt: Für den Herzog

wird im kleinen Stübgen ein Bette gemacht und die Orgel, wenn sie noch da stünde, hinausgeschafft. Das große Zimmer bleibt für Zuspruch und das Entree zu seiner Wohnung. Er schläft auf einem Strohsacke, worüber ein schön Leintuch gebreitet ist unter einer leichten Decke. Das Caminstübgen wird für seine Bedienung zurecht gemacht ein Matraze Bette hingestellt. Für Herrn von Wedel wird das hintere Graue Zimmer bereitet, auch ein Matraze Bette pp. Für mich oben in meiner alten Wohnung auch ein Strohsack pp., wie dem Herzog.›

Die Herren spartanisch auf Stroh, das Gefolge auf Matratzen: kein übles Prinzip. Es ist, als habe Goethe Ernst Jünger vorausgeahnt.

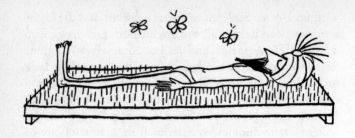

Kargheit

Denn das Bett ist so enge, daß nichts übrig
ist, und die Decke so kurz, daß man sich
drein schmiegen muß.
Jesaja 28,20

Als Peter der Große im Mai 1717 in Paris eintraf, behagten ihm weder die Betten im Louvre noch die im Hôtel Lesdiguières; er ließ sich im Garderobezimmer sein Feldbett aufschlagen. Und als Napoleon im Stift Sankt Florian das Prunkbett des Prinzen Eugen besteigen sollte, zog er dem barocken Ungetüm ein bescheidenes Lager vor. Wer das prinzliche Bett in Sankt Florian kennt, begreift Napoleons Scheu: es gleicht einem Wachsfigurenkabinett. Ein gefesselter Türke, ein ungarischer Rebell und zwei gepanzerte Fußknechte sind die Eckfiguren; Amoretten, welche die Kesselpauken schlagen, zieren das Kopfende des Bettes; Cupido, der aus einem Zelt tritt, bewacht das Fußende. Das ist mehr, als gute Nerven vertragen können.

Die Französische Revolution politisierte das Bett. Sie schuf das «Lit patriotique» mit Lanzenschäften und phrygischen Mützen und das «Lit à la Fédération», das mit Säulen und Liktorenbündeln ausgestattet war. Revolutionsgeneral Bonaparte schlief auf einem Feldbett. Kaiser Napoleon I. ließ sich von seinen Innenarchitekten Percier und Fontaine imperiale Baldachinbetten entwerfen; das kaiserliche Lager in Fontainebleau trägt Goldhelme und ein goldenes «N», von Lorbeerzweigen umgeben, sein Bett in Compiègne gleicht einem Zelt, das von gekreuzten Lanzen getragen wird, und hat einen Adler als Emblem. Nach der Schlacht von Waterloo ist Napoleon wieder General Bonaparte. Er stirbt am 5. Mai 1821 auf Sankt Helena; Marchand, sein Kammerdiener, bettet den Toten auf sein schmales Feldbett, bedeckt ihn mit seinem blauen Militärmantel und legt ihm den Degen an die Seite. So mündet, vom Bett her betrachtet, die Karriere des Korsen wieder in ihren Anfang zurück – ins schlichte Feldbett.

Dürftig ist das Bett Friedrichs des Großen, der übrigens nicht in ihm, sondern im Lehnstuhl starb, wie Goethe. Der Glücksritter Casanova hat Sanssouci besucht und berichtet erstaunt: ‹Ein ärmliches Zimmer, ein schmales Eisenbett hinter einem Wandschirm, kein Schlafrock, keine Pantoffeln. Der Kammerdiener zeigte mir eine alte Mütze, die der König aufsetzte, wenn er erkältet war; darüber pflegte er seinen Hut zu stülpen. Das muß recht unbequem gewesen sein.›

Auch Goethe hatte ein bescheidenes Lager. Witwer seit 1816, legte er sich in dem Haus am Frauenplan abends einsam zur Ruhe, nachdem er noch ein Weilchen in seinem Schlafrock aus weißem Flanell umhergegangen war und die Uhr aufgezogen hatte. Das kleine Schlafgemach im Erdgeschoß befand sich zwischen Arbeitszimmer und Dienerstube. Die Bettstatt war aus Fichtenholz, und über dem Bettzeug lag eine rotseidene Steppdecke. An der Wand hing ein Wollteppich, der die Kälte des Mauerwerks abhalten sollte.

Aber es hat noch kargere Nachtlager gegeben. Buddha schlief auf einer Bodenmatte, und das Bett im unterirdischen Gemach der Sibylle von Cumae war aus dem Felsgestein herausgehauen, wie ihr Tisch und ihre Sitzbank. T. S. Eliots *Mord im Dom* schildert das Ende des Bischofs von Canterbury, Thomas Becket, den Heinrich II. im Jahre 1170 ermorden ließ. Dieser heilige Mann besaß zwar ein Bett, benutzte es aber nicht. Roger de Hoveden schreibt darüber:

‹Sein Bett war mit weichen Decken und Seidenstoffen belegt, die an der Oberseite mit hineingewirktem Gold verziert waren. Und wenn andere Menschen schliefen, pflegte er sich auf dem kahlen Boden vor seinem Bett auszustrekken, Psalmen und Hymnen zu wiederholen und mit Beten nicht zu enden, bis ihn zuletzt die Müdigkeit überwältigte und er sein Haupt immer tiefer auf einen Stein sinken ließ, den er sich statt eines Kissens unterschob.›

Dem Asketischen sich nähern, hieße jedoch, unser Thema aufgeben, denn das Nagelbrett des Fakirs ist ein Mittel zur Kasteiung und kein Bett.

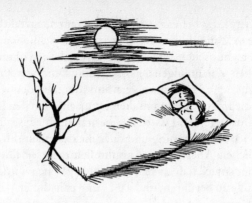

Ohne Bett

Millionen von Menschen kennen das Bett nicht. Die Eskimos schlafen auf Seehundsfell, die Neger auf Strohgeflecht, die Japaner auf Matten. Lafcadio Hearn berichtet:

‹Das, was die Japaner Bett nennen, hat kein Bettgestell, keine Sprungfedern, keine Matratzen, keine Laken. Es besteht einfach nur aus dicken, wattierten, baumwollenen oder seidenen Decken, die man Futon nennt. Man legt eine bestimmte Anzahl solcher Futon auf die Tatami (Bodenmatte), und eine bestimmte Anzahl anderer wird zum Zudecken benutzt. Der Reiche kann auf fünf oder sechs Futon liegen und sich mit so vielen, als ihm beliebt, zudecken, während arme Leute sich mit zwei oder drei begnügen müssen. Und es gibt natürlich viele Arten: von dem baumwollenen Dienstbotenfuton, der nicht größer ist als ein abendländischer Kaminteppich und auch nicht viel dicker, bis zu dem schweren, prächtigen, acht Fuß langen und sieben Fuß breiten Futon aus Seide, den nur der Kanemochie (der reiche Mann) erschwingen kann. Außer diesen gibt es noch den Yogi, eine massive, schlafrockartige Decke, mit langen, weiten Ärmeln wie ein Kimono, in der man sich bei großer Kälte sehr behaglich fühlen kann. Alle diese Dinge bleiben dem Auge tagsüber entzogen. Nett zusammengefaltet, werden sie in Wandnischen aufbewahrt. Diese schließt man mit Fusumas, hübschen Papierschiebetüren, die gewöhnlich mit zierlichen Zeichnungen bedeckt sind. Dort werden auch jene seltsamen Holzkissen verwahrt, die erfunden wurden, damit die Frisur der japanischen Frau beim Schlafen nicht in Unordnung gerate. Das Kissen besitzt eine gewisse Heiligkeit, aber den Ursprung und die Beschaffenheit des darauf bezüglichen Aberglaubens konnte ich nicht erfahren. Ich weiß nur soviel, daß als sehr unrecht angesehen wird, es mit dem Fuße zu berühren, und daß, wenn es in dieser Weise, sei es auch nur durch Zufall, gestoßen oder weggerückt wird, man für die Ungeschicklichkeit Buße tun muß, indem man das Kissen mit den Händen ehrfurchtsvoll an die Stirn führt und dabei die Worte spricht: «Go-men», ich bitte um Verzeihung.›

Aber immerhin: all diese Menschen haben ein *Lager*, sie schlafen liegend, ihr Körper ruht sich aus. Das klingt wie etwas Selbstverständliches, ist es aber beileibe nicht. Denn die Ärmsten der Armen haben kein eigenes Lager, keine Hütte, in das sie es stellen könnten – sie haben auch die paar Pfennige nicht, die man haben muß, um ein Nachtlager zu mieten. Also schlafen sie im Freien, auf Parkbänken oder unter Brücken, bis die Polizei sie vertreibt.

Aber immerhin: sie schlafen liegend, oder zumindest sitzend. Auch das ist nicht selbstverständlich. In den großen Hafenstädten schliefen früher viele Seeleute stehend, nämlich: den Kopf auf die Arme gebettet und die Arme auf ein Seil gelegt, das quer durch den gemeinsamen Schlafraum gespannt war; man nannte es «beim Baas schlafen», beim Heuer- oder Schlafbaas. Vergangene Zeiten? O nein. Man höre, was Simone de Beauvoir in dem Buch *Amerika – Tag und Nacht* aus dem Elendsviertel New Yorks berichtet:

‹Zwischen diesen Geschäften stehen, längs der ganzen Bowery, die Hotels für Männer und Frauen; die Fassaden ohne Putz, die staubigen Fenster drücken einem das Herz ab; es sind Asyle, wo man für einige Cents auf einem Strohsack oder auf einem völlig verwanzten Fußboden übernachten kann. Die Pennbrüder von New York, die noch ärmer sind, gehen in die flop-houses. Dort schlafen sie, auf Bänken sitzend, die Arme auf ein Seil stützend und den Kopf auf den verschränkten Armen. So schlafen sie, bis die von ihnen erkaufte Ruhezeit abgelaufen ist – dann wird das Seil zurückgezogen, ihr Körper knickt zusammen, und von diesem Schock werden sie wach. Wer noch ärmer ist, übernachtet auf der Straße. Die Kranken, Alten, Heruntergekommenen, Pechvögel, die Gescheiterten Amerikas treiben sich auf diesen Gehsteigen herum. Sie legen sich trotz Glatteis- oder Regen auf den Asphalt; sie kauern sich auf den Stufen der kleinen Treppen zusammen, die in die Kellergeschosse führen; oder sie lehnen sich an die Mauern und versuchen, stehend zu schlafen.›

In die Lage, stehend schlafen zu müssen, gerät der Soldat oft. Er tut's auch dann, wenn er es eigentlich nicht darf – wenn er Wachdienst hat.

Ein Bekannter, der im Ersten Weltkrieg eine Kompanie von Gebirgsjägern anführte, erzählte mir, einer von seinen Leuten habe es sogar fertiggebracht, im *Gehen* zu schlafen: Er hielt sich am Schwanz seines Maultieres fest und wandelte schlummernd hinter dem Tier einher. Er wird der einzige Soldat nicht gewesen sein, der seinem marschierenden Körper Schlaf oder Halbschlaf ablistete.

Es ist merkwürdig, daß Not und Liebe so häufig verwandte Züge aufweisen. Wie der Arme nimmt der Liebende wenig Nahrung zu sich. Wie der Arme erduldet er Regen und Kälte und Warten. Wie der Arme bettet er sich unter dem freien Himmel, allerdings nur, wenn er nicht allein ist. Hier ist Walther von der Vogelweide sachverständig.

> Unter der Linden
> An der Haide,
> Da unser zweyer Bette was,
> Da möget ihr finden

Schöne Beyde
Gebrochen Blumen und Gras.
Vor dem Walde in einem Tal,
Tandaradei! schöne sang die Nachtigall.
...
Da hat er gemachet
Also reiche
Von Blumen eine Bettestatt
Des wird noch gelachet
Innigliche,
Kömmt jemand an dasselbe Pfat;
Bey den Rosen er wohl mag
Tandaradei! merken, wo mir's Haupt lag.

Zu Herrn Walthers Lebzeiten bereitete man sogar Leuten von Stand ein Lager aus Kissen und Decken auf dem Fußboden.

Ein Kenner des englischen Mittelalters, J. A. Gotch, berichtet darüber: ‹Wir entnehmen den Liedern der Minstrels, die noch vorhanden sind, daß es für den ganzen Haushalt mit Ausnahme des Lords und der Lady Brauch war, in der Halle nicht nur zu essen, sondern sie auch als Schlafraum zu benutzen. Wenn in der Halle sich nicht genug Platz finden ließ, waren die Gäste durchaus zufrieden, in den Ställen oder irgendwo anders zugedeckt zu schlafen, und das war kein besonderes Zeichen von Niedrigkeit oder irgendwie ungewöhnlich, denn auch Ivanhoe ging, als er verkleidet in das Haus seines Vaters kam, im Stall zur Ruhe.›

Zudem gibt es Grenzfälle. Ich habe einmal den Entwurf zu einem ebenerdigen, modern-antikischen Haus gesehen, das sich jemand auf einer süditalienischen Insel erbauen wollte: da war der Schlafraum ganz mit einer Polsterschicht ausgefüllt – «Bett» und «Fußboden» waren identisch. Ein Grenzfall ist auch der Schlafsack, den Jäger, Holzfäller und Soldaten benutzen. Er ruht auf keinem Gestell, aber er ist zumindest so weich und so warm wie ein Bett. In dem Roman *Wem die Stunde schlägt* hat Ernest Hemingway ihn verewigt:

‹Dann kam sie gelaufen; sie hatte etwas in der Hand, und er sah sie mit ihren langen Beinen durch den Schnee laufen. Dann kniete sie neben dem Schlafsack, den Kopf fest an ihn gepreßt, und schüttelte den Schnee von den Füßen. Sie küßte ihn und reichte ihm ihr Bündel.

«Leg sie zu deinen Kissen», sagte sie. «Ich habe sie gleich drüben ausgezogen, um Zeit zu sparen.»

«Du bist barfuß durch den Schnee gegangen?»

«Ja», sagte sie, «und ich habe nichts an als mein Hochzeitshemd.»

Er preßte sie fest an sich, und sie rieb den Kopf an seinem Kinn. «Nimm dich vor meinen Füßen in acht», sagte sie, «sie sind ganz kalt, Roberto.»

«Leg sie hier hin, damit sie warm werden.»

«Nein», sagte sie. «sie werden schon warm werden. Aber sag mir jetzt schnell, daß du mich liebst.»

«Ich liebe dich.»

«Gut. Gut. Gut.»

«Ich liebe dich, kleines Kaninchen.»

«Liebst du auch mein Hochzeitshemd?»

«Es ist dasselbe wie immer.»

«Ja. Wie gestern nacht. Mein Hochzeitshemd.»

«Leg deine Füße hierher.»

«Nein, ich will dir nicht deine Wärme stehlen. Sie werden von selber warm werden. Für mich sind sie ganz warm. Nur für dich sind sie kalt, weil der Schnee sie kalt gemacht hat. Sag es noch einmal.»

«Ich liebe dich, mein kleines Kaninchen.»

«Ich liebe dich auch, und ich bin deine Frau.»

«Haben sie schon geschlafen?»

«Nein», sagte sie. «Aber ich konnte es nicht länger aushalten. Und ist es denn wichtig?»

«Nein», sagte er, und er fühlte ihren Körper schlank und lang und warm. «Nichts anderes ist wichtig.»

«Leg deine Hand auf meinen Kopf», sagte sie, «und dann laß mich versuchen, ob ich dich küssen kann. – War es gut?» fragte sie.

«Ja», sagte er. «Zieh dein Hochzeitshemd aus.»

«Meinst du, ich soll es ausziehen?»

«Ja, sonst wird dir kalt werden.»

«Qué va, kalt! Ich glühe.»

«Ich auch. Wird dir nachher nicht kalt werden?»

«Nein. Nachher werden wir *ein* Tier des Waldes sein und so nahe beisammen sein, daß der eine von uns der eine ist und nicht der andere. Fühlst du nicht, daß mein Herz dein Herz ist?»

«Ja. Es ist kein Unterschied.»

«Fühle! Ich bin du, und du bist ich, und jeder von uns ist der andere. Und ich liebe dich, oh, ich liebe dich so sehr. Sind wir nicht wirklich eins? Fühlst du es nicht?»

«Ja», sagte er. «Es ist wahr.»

«Und fühle jetzt! Du hast kein anderes Herz als das meine.»

«Und auch keine anderen Beine, keine anderen Füße, keinen anderen Körper.»

«Aber wir sind verschieden», sagte sie. «Ich möchte, daß wir ganz gleich wären.»

«Das meinst du doch nicht im Ernst.»

«Doch! Doch! Das muß ich dir einmal sagen.»

«Du meinst es nicht im Ernst.»

«Vielleicht», sagte sie ganz leise, die Lippen an seiner Schulter. «Aber ich wollte es sagen. Da wir verschieden sind, bin ich froh, daß du Roberto bist und ich Maria bin. Aber wenn du einmal den Wunsch hättest, dich zu verwandeln, würde ich mich auch gerne verwandeln. Ich würde mich in dich verwandeln, weil ich dich so sehr liebe.»

«Ich will mich nicht verwandeln. Es ist besser, nur einer zu sein, und daß jeder der ist, der er ist.»

«Aber jetzt werden wir eins sein, und keiner wird von dem andern verschieden sein.» Dann sagte sie: «Ich werde du sein, wenn du nicht mehr da bist. Oh, ich liebe dich so sehr, und ich muß gut für dich sorgen.»

«Maria.»

«Ja.»

«Maria.»

«Ja.»

«Maria.»

«O ja. Bitte.»

«Ist dir nicht kalt?»

«O nein. Zieh den Schlafsack über deine Schulter.»

«Maria.»

«Ich kann nicht sprechen.»

«O Maria. Maria. Maria.»

Nachher, in der langen Wärme des Schlafsackes, mit der Nachtkälte draußen, dicht den Kopf an seiner Wange, still lag sie da und glücklich, dicht bei ihm.›

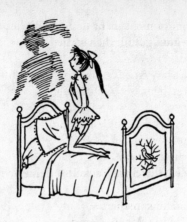

Liebe

Welch eine Nacht! Ihr Götter und Göttinnen!
Wie Rosen war das Bett!
Petronius

Ich schlafe, aber mein Herz wacht. Da ist die
Stimme meines Freundes, der anklopft: Tue mir
auf, liebe Freundin, meine Schwester, meine
Taube, meine Fromme! Denn mein Haupt ist voll
Taues und meine Locken voll Nachttropfen.
Hohelied Salomos

Was Liebe ist, weiß man nicht genau, und die Definitionen, mit denen man dies wunderliche Phänomen einzufangen gesucht hat, sind nicht immer freundlich – nicht einmal bei Marcel Proust. Das Bett hingegen gibt keine Rätsel auf. Der Brockhaus von 1901 definiert es folgendermaßen: «Im weiteren Sinn jede zum Ruhen in liegender Stellung bereitete, insbesondere die mit Polstern, Decken und dergleichen versehene Lagerstätte zum Schlaf.» Der Brockhaus von 1937 tut die Sache kürzer ab: «Unser Nachtlager (Gestell und Inhalt).» Uns freilich will scheinen, als sei ein wichtiges Charakteristikum vergessen worden: daß das Bett ein Möbel ist, welches sich über den Boden erhebt. Darin gliche es nämlich der Liebe: einem Gemütszustand, der den Menschen über sich selbst erhebt. Aber auch sonst haben Liebe und Bett mancherlei miteinander zu schaffen.

Liebesdichter müssen nicht notwendig Bettdichter sein; Goethe jedoch war einer. Schon im *Urfaust* hebt Dr. Heinrich Faust Gretchens Bettvorhang empor und spricht dazu:

> Hier lag das Kind, mit warmem Leben
> den zarten Busen angefüllt,
> und hier mit heilig reinem Weben
> entwürckte sich das Götterbild.

Der andachtsvolle Ernst in Faustens Worten rührt vermutlich daher, daß er Gretchens Gunst noch nicht errungen hat; werbende Männer sind immer ernst und sogar melancholisch. Goethes fünfte römische Elegie hört sich anders an:

> Raubt die Liebste denn gleich mir einige Stunden des Tages
> Gibt sie Stunden der Nacht mir zu Entschädigung hin.
> Wird doch nicht immer geküßt, es wird vernünftig
> gesprochen;
> Überfällt sie der Schlaf, lieg ich und denke mir viel.
> Oftmals hab ich auch schon in ihren Armen gedichtet
> Und des Hexameters Maß leise mit fingernder Hand
> Ihr auf den Rücken gezählt. Sie atmet in lieblichem
> Schlummer,
> Und es durchglühet ihr Hauch mir bis ins Tiefste
> die Brust.

Gewiß, auch erfüllte Liebe glühet weiter, doch ist sie gelöster als die unerfüllte; sonst würde man nicht auf dem Rücken der Freundin Verse skandieren. Damit kein olympisches Gedränge entstehe, haben wir zwei weitere Bettgedichte Goethes in das Kapitel «Brautbett und Ehebett» verwiesen; wir haben es auch deshalb getan, um freie und legitime Liebe auseinanderzuhalten – nicht aus Gründen der Moral, sondern der Systematik. Zugleich gewinnen wir

Platz für ein Gedicht von Petronius, das Wilhelm Heinse übersetzt hat – ungenau und deshalb so gut:

> Welch eine Nacht! Ihr Götter und Göttinnen!
> Wie Rosen war das Bett! Da hingen wir
> zusammen im Feuer und wollten in Wonnen zerrinnen.
> Und aus den Lippen flossen dort und hier,
> verirrend sich, unsre Seelen in unsre Seelen –
> lebt wohl, ihr Sorgen! Wollt ihr mich noch quälen:
> Ich hab in diesen entzückenden Sekunden,
> wie man mit Wonne sterben kann, empfunden.

Die Zahl der Liebesszenen, darin das Bett den dritten Partner macht, ist Legion; ob man auch Poesie und Prosa untermischte, wäre eine solche Zusammenstellung ermüdend. Zudem wird man von gemalten Speisen nicht satt. Aus all den Anwärtern sei ein Sonett von Paul Verlaine ausgewählt, weil es nicht vom Bett ausgeht, sondern mit lyrischer Magie auf das Bett hinführt. Es gehört der Sammlung *Parallèlement* an und ist 1886 entstanden:

Auf dem Balkon

> Zu zweit verfolgten sie der Schwalben abendliche Flucht:
> Die eine bleich mit rabenschwarzem Haar, die andre blond
> Und rosig. Und ihre leichten Kleider mit dem Spitzensaum
> Umschlängelten sie duftig, wolkenhaft.
>
> Und alle beide sogen sie wie müde Asphodelen,
> Derweil sich weich und rund zum Himmel hob der Mond,
> Mit vollen Zügen in sich ein die tiefe Regung
> Des Abends und das triste Glück der treuen Herzen.

So, Arm an Arm gepreßt, ermattet, lässig hingelehnt,
Seltsames Paar, das Mitleid hat den andren Paaren,
So träumten sie auf dem Balkon, die beiden jungen Frauen.

Und hinter ihnen, in des reichen, dunklen Raumes Grund,
Emphatisch wie ein Thron in Melodramen
Und voller Duft, das Bett, zerwühlt, im Schatten wartend.

Aus dem *Tagebuch meines Lebens*, das der französische Marschall von Bassompierre im Kerker niederschrieb, hat Goethe zwei Geschichten in seine *Unterhaltungen deutscher Ausgewanderten* übernommen, und aus einer davon hat Emil Strauß seine Novelle *Der Schleier* gewoben. Wir ziehen es vor, den Sachverhalt in Goethes knapper Fassung wiederzugeben: ‹Eine schöne Frau, die den Ahnherrn außerordentlich liebte, besuchte ihn alle Montage auf seinem Sommerhause, wo er die Nacht mit ihr zubrachte, indem er seine Frau glauben ließ, daß er diese Zeit zu einer Jagdpartie bestimmt habe. Zwei Jahre hatten sie sich ununterbrochen auf diese Weise gesehen, als seine Frau einigen Verdacht schöpfte, sich eines Morgens nach dem Sommerhause schlich und ihren Gemahl mit der Schönen in tiefem Schlafe antraf. Sie hatte weder Mut noch Willen, sie aufzuwecken, nahm aber ihren Schleier vom Kopf und deckte ihn über die Füße der Schlafenden. Als das Frauenzimmer erwachte und den Schleier erblickte, tat sie einen hellen Schrei und jammerte, daß sie ihren Geliebten nicht wiedersehen, ja, daß sie sich ihm auf hundert Meilen nicht nähern dürfe. Sie verließ ihn, nachdem sie ihm drei Geschenke, ein kleines Früchtemaß, einen Ring und einen Becher, für seine drei rechtmäßigen Töchter verehrt und ihm die größte Sorgfalt für diese Gaben anbefohlen hatte.›

Gibt es eine schönere, zartere, sinnlichere Liebesszene als diejenige, welche sich im achten Kapitel des Buches *Mitsou* von Colette findet? Die Frage ist rhetorischer Art; sonst würden wir nicht zitieren:

‹Bei Mitsou. Sie tritt vor Robert ein. Er blinzelt unter dem elektrischen Licht und mißt im Weitergehen die Möbel mit feindseligen Blicken. Mitsou dreht sich um und betrachtet ihn. Sie hat sich so stürmisch in das Taxi gestürzt, in dem er sie erwartet, die Fahrt war so kurz gewesen (einige beglückende Küsse, ein paar abgebrochene Sätze: «Sehr voll das Theater? Nicht zu müde? – Was haben Sie wohl die ganzen zwei Stunden getrieben?» und so weiter), daß sie gar nicht die Muße gehabt hat, zu ergründen, ob er – wie sie das kindlich nennt – «noch immer böse» ist. Er ist nicht böse – er ist auf der Hut. Er prüft die unbekannten Türen, blickt auf die baumelnde Merowingerkrone und betrachtet schließlich das Schlafzimmer, dessen Luxus infolge seiner Banalität süßlich provinzlerisch wirkt, Provinz mit geknüpften Vorhängen, Spitzen und dicken Teppichen. Das blendend saubere Bett sieht brav ehelich aus. Nicht sehr feine Wäsche, hellbraune Bänder an den Kopfkissen, die Steppdecke aus hellblauer Seide... Ein großes Bett zum Schlafen und Kinderzeugen. «Wenn ich mich diesem Bett nähere», sagt sich Robert, «dann bin ich verloren» – denn er hat eben bemerkt, daß er fürchterlich schläfrig ist...

Mitsou: Mein Liebster, hier können wir ungestört plaudern, es ist niemand hier. Kommen Sie, damit ich Ihnen alles zeige! Da ist das Badezimmer, ich lasse das Wasser gleich einlaufen. *Er hört das Rauschen des Wassers und lächelt vor Behagen. Er hat schon morgens gebadet und würde gerne jede Stunde wieder baden, wenn man ihn dazu aufforderte.* Hier ist das Boudoir und hier geht's auf den Gang hinaus zum W.C. Kommen Sie her, damit ich Ihnen den elektrischen Knipser zeige.

Robert *keusch*, wie nur ein Mann: Aber, Mitsou, lassen Sie nur, ich werde schon finden.

Mitsou: Das sagt man, und dann hat man's in der Nacht dringend, steht auf, stößt sich an allen Ecken und kommt schließlich in die Küche... Sehen Sie, hier links von der Tür ist der Knipser. Ist Ihnen das unangenehm, wenn ich Ihnen das W. C. zeige? Mein Gott, was sind Sie kompliziert! Sie schämen sich doch auch nicht, etwas zu trinken zu verlangen, und dann trauen Sie sich nicht, von dem zu reden, was man nachher muß... Und hier ist der Salon.

Er folgt ihr und wirft einen flüchtigen Blick auf die Kissen im Negergeschmack und auf das falsche Meißner Porzellan. Er denkt nur an das Bett. Diese großen Kopfkissen, unter die man die Arme steckt, um sich bequem zurechtzulegen, die Musik der Federmatratze und das faltenlose weiße Bettuch... Ein Bein hier... und ein Bein da... und schlafen...

«Schlafen?» denkt er und gibt sich einen Ruck. «Als ob es sich jetzt um Schlafen handelte!...»

Mitsou hat ihn ins Schlafzimmer zurückgeführt. In ihrem schwarzen Kleid, mit ihren keuschen Lidern und ihrem vornehmen Hals sieht sie demutsvoll aus, wie eine Braut. Robert bewegt das nicht, doch merkt er wohl, daß Mitsou in Schwarz gegen das weiße Spitzengewebe ein schönes Bild abgibt. Und er lächelt.

Robert: Woran denken Sie, Mitsou?

Mitsou *die Augen hebend, ganz junges Mädchen*: Ich denke, daß ich mich nun nebenan im Boudoir ausziehen werde. Das Bad ist eingelassen, ich brauche dazu zehn Minuten, dann lasse ich Wasser frisch ein und dann...

Robert *gierig das Bett betrachtend*: ...und dann gehn wir zu Bett!

Mitsou *geschmeichelt*: Liebster! *Sie hängt sich an seinen Hals, küßt ihn und entflieht.*

Robert, allein gelassen, bleibt einen Augenblick vor dem Bett stehen: «Nur meine Wange», sagt er sich, «nur meine Wange auf das Kissen legen dürfen, während ich warte... Nicht daran zu denken! Wenn ich erst meine Wange auf dieses weiße Laken gelegt habe, findet Mitsou ein schnarchendes Ungeheuer in Stiefeln auf dem Bett liegen...»

Er wirft sich in einen Lehnstuhl, bildet sich ein, an Mitsou zu denken, verfällt aber sofort in den starren Schlaf des Soldaten, sitzend, mit vorgestrecktem Kopf und harten Zügen.

In diesem Zustand der Versteinerung befallen ihn stoßartig heftige Träume: Bilder aus dem Krieg und aus der Jugendzeit – beides ihm noch so nah – folgen einander in wirrem Wechsel: schwarzes Blut in Lachen, Feuergarben, dann wieder ein Sommerhaus auf dem Land, ein Fluß mit einem flachen Boot in der Sonne... Eben fischt er als barfüßiger kleiner Junge Kaulquappen in einem Strohhut – als Mitsou wiederkehrt...

Mitsou *in einem pfirsichfarbenen Morgenkleid, die gelösten Haare um die Wangen, sehr bewegt und tapfer*: Ich bin bereit...

Robert *beglückt, weil sie nicht im Pyjama ist*: Das sind die Worte eines Opfers, mein Liebling.

Er nimmt sie in die Arme und wird ernst, weil sie nackt ist und weil sie zittert.

Robert: Mitsou, verzeihen Sie meinen unpassenden Anzug. Darf ich ins Badezimmer gehn?

Mitsou *ebenfalls sehr ernst*: Ja. Das Bad ist eingelassen. Ich glaube, es ist alles Notwendige da.

Er geht. Während er unter großem Geplätscher mit Bürste und Waschlappen hantiert, das Vergnügen des warmen Wassers auskostet und Mitsous Vorsorglichkeit bewundert – neue Seife, frische Tücher, Badesalz, Essenzen –, legt sie sich angstvoll ins Bett. Sie bebt leicht und bemerkt, wie das rosa Band an ihrem Hemd zittert. Ehrfurchtsvoll lauscht sie dem gedämpften Lärm, der aus dem Badezimmer dringt. Es fällt ihr plötzlich ein, wie Petite Chose vorige Woche die Treppe im Empyrée hinunterhuschte und ohne Scham rief: «Fein, fein, nun wollen wir lieben, *lie-ben*!»

Mitsou, der es weder nach Tanzen noch Jubeln zumute ist, denkt einen Augenblick nach und schüttelt den Kopf: «Ja. Ja! Aber bei Petite Chose war es keine Liebesgeschichte! Ein wenig beschämt denkt sie an einen fern zurückliegenden Tag, an jenen Tag, da sie sich mit kalter Liebenswürdigkeit ihrem ältlichen Freund hingab, der sie erfolglos liebkoste. Wie weit das alles ist! Ich kenne mich

gar nicht mehr aus! Ich werde gar nicht wissen... Ich werde mich benehmen wie eine alte Jungfer...» Sie seufzt.
Robert tritt ohne anzuklopfen ein. Er ist im Bademantel.
Mitsou *im Bett aufgerichtet*: Aber ich habe Ihnen doch ein Pyjama zurechtgelegt. Auf dem Stuhl neben der Badewanne.
Robert *ganz frisch und fröhlich durch das Bad*: Glauben Sie, daß ich «von Herrschaften abgelegte Kleider» benütze?
Er läßt, seiner Wirkung sicher, den Bademantel fallen und steht nackt vor ihr. Sie wendet – und das ist schade – die Augen ab, macht sich ganz klein auf ihrem Plätzchen und sagt: «Sie werden sich erkälten!»
Mit einem Satz ist er im Bett, schlägt die Decke zurück, gräbt sich in die Kissen, schlingt den linken Arm um Mitsous Hüfte und drückt ihren ganzen Körper an sich. Sie stößt einen Schrei aus wie ein gefangenes kleines Tier und schweigt, indes ihr Atem unter der heftigen Umarmung fliegt... Robert *sieghaft*: Ah! Ah!
Er könnte aber nicht sagen, ob sein Siegesjubel der gefangenen Mitsou gilt oder der Bettwäsche, die seinen Körper streichelt – sanftes, glattes, kühles Leinen, ein tausendmal entbehrtes Wollustgefühl. Seinem Gesicht gegenüber hat er ein junges Gesicht mit großen Augen, die in dem Halbdunkel sehr schwarz aussehen, ein junges, helles, rundes Gesicht, einem Stern vergleichbar, von einem Bogen dunkler Haare umrahmt. Er berührt fast die Nase, die kleine Nase, die so bequem ist für Küsse auf den Mund... Er atmet einen Atem ein, der noch nach Zahnpasta riecht, und den Duft der mit Toilettenwasser abgeriebenen Wangen. Er trennt mit seinem nackten Knie zwei seidenverhüllte Knie und bettet sein Bein bequem zwischen Schenkel, deren schöne Form und straffe Muskeln er tastend wahrnimmt. Er fühlt sich wohl. Wenn er sich's getraute, er sagte zu dieser unbekannten Frau, die er so eng umschlungen hält: «Meine Liebe, bleiben wir so. Schlafen wir, wenn es uns freut, oder plaudern wir – recht wenig. Oder streicheln wir einander ohne

Wildheit – geschwisterlich fast. Wir können ja Schlimmeres tun, wenn uns die Lust danach packt. Die Begierde mag wohl imstande sein, uns beide in der Nacht zu wecken... Aber ach! diese Frist des Zartgefühls ist uns verwehrt. Ich muß, wenn nicht einer in der Achtung des anderen sinken soll, dieses Seidenhemd, dessen Weichheit meiner Haut so wohltut, fortschieben, muß unsere geschwisterliche Umarmung lösen, muß ungestüm werden, und du mußt dich mir hingeben... Gewiß werden wir nachher zufrieden sein – zufrieden wie Kinder, die eine Fensterscheibe einwerfen, um ihr Selbstgefühl zu heben, und nachher feststellen, daß die Scheibe am Ende besser war als der kalte Luftzug... Komm!» Dieses letzte Wort denkt er nicht mehr, sondern spricht es aus: «Komm!»

Mitsou *in unbestimmter Angst*: Wohin?

Robert *erbarmungsvoll, denn sie ist sehr hübsch*: Aber, mein liebstes Kind, ich bin sehr schlimm, mußt du wissen! Komm fort aus dieser Ruhe, reißen wir uns aus dieser Paul-und-Virginie-Romantik, aus dieser sentimentalen Träumerei. Willst du nicht mit mir kommen?

Mitsou, *der es in diesem Augenblick ganz gleichgültig ist, daß sie ihn nicht versteht*: Doch!

Robert *ganz leise*: Schläfst du, Mitsou?

Mitsou *ebenso*: Ja.

Sie wirft durch ihre Wimpern einen Blick auf den hübschen nackten Faun über sich. Er lacht, da er die schwarzen Augen aufblitzen sieht – nervös bricht auch sie in ein lautes Lachen aus. Die entzückende Fröhlichkeit der Tiere ist ihnen ganz nahe, es verlangt sie nach freundschaftlichen Bissen, nach einer lustigen Balgerei – aber beide erinnern sich, daß die notwendige, die unvermeidliche Liebesumarmung bevorsteht: «Komm!»...

Er setzte seinen guten Willen ein, den seine Jugend bald erhitzt, und befleißigt sich einer wenig überraschenden Methode. Zuerst der Mund, ja, der Mund! Dann der Busen – den Busen nicht vergessen!

Die Brüste, die weder prall sind wie reife Äpfel noch länglich wie Zitronen und sich von seinen Händen leicht umspannen lassen, sie verdienen die schmachtende Liebkosung, die wilde Inbrunst, die er ihnen widmet...

Mitsou *überwältigt und dem Weinen nahe*: Ah!

Der Schrei, der verzweifelt geschwungene Mund, die Hoffnung, daß sie nun weinen werde, erhitzen den Angreifer weit mehr als er vorausgesehen hat. Er macht Stationen auf seinem Wege, wie sie der elementare Liebescode vorschreibt, und hat von seinem weißen Opfer, das in gelöstem Haar unter ihm ruht und keinen Widerstand leistet, nichts mehr zu fordern. Bewußt genießt er einen Augenblick das Wohlgefühl, das ihn durchströmt, dann beginnt die Vereinigung, langsam, begleitet von leisen Klagen, dem Rhythmus zweier Körper folgend, die sich wiegen, als gälte es einen Schmerz zu lindern und einzuschläfern...

Das Zimmer Mitsous sieht zum erstenmal auf der Spitzenwand des Bettes ein prächtiges Bild: den Schatten eines nackten Reitertorsos, schmal in den Hüften, breit in den Schultern, hinabgebeugt zu seinem unsichtbaren Pferd...›

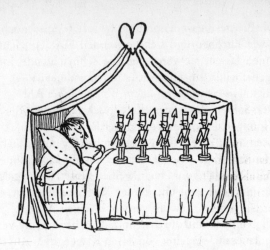

Sehnsucht
und Eifersucht

Und es wälzt auf dem Lager in Liebespein sich der Jüngling,
In dem seidnen Geweb findet er nimmermehr Ruh.
Propertius

Des Nachts auf meinem Lager suchte ich, den meine
Seele liebet. Ich suchte, aber ich fand ihn nicht.
Hohelied Salomos

Nachts, im Bett, packt den Liebenden die Sehnsucht, der er bei Tag geschäftig entrinnen konnte. Millionenfach spinnen sich Gedankenfäden von Bett zu Bett, wie ein gigantisches Telefonnetz, und umspinnen die ganze Welt. Die Dichter sind gut dran. Was zuviel, was schmerzhaft ist an der Sehnsucht, das gießen sie in ein Gedicht – und schon wird das Leid erträglich, vielleicht sogar süß. Die anderen aber, die nichts von ihrer Last abladen können, tragen sie schwer in den Schlaf hinein, sofern sie überhaupt schlafen.

Weil Kaiser so rar geworden sind, soll einer von ihnen den Sehnsuchtsreigen eröffnen: der chinesische Kaiser Chi'en Wenti:

So leer ist mein Bett, daß Schlaf ich nicht finde:
Wenn die Kälte steigt, beginnt der Nachtwind zu wehn.
In den Vorhängen rauscht er, er rauscht wie das Meer:
O daß Wogen es wären, die mich trügen zu dir!

Er behauptet, daß er keinen Schlaf findet. Wir dürfen jedoch unbesorgt annehmen, daß er, nachdem er seinen Vierzieler zierlich mit Tusche auf Reispapier gepinselt hat, sogleich in tiefen Schlummer gesunken ist, denn ein Gedicht ist fast mehr als eine Umarmung. Viel bedenklicher klingt der verhaltene Klageruf, der aus einer Berliner Dienstbotenkammer dringt:

Die Lampe brennt so trübe,
Es fehlt ihr wohl an Fett.
Der Jüngling, den ich liebe,
Der liegt schon lang im Bett.

Das ist unartikulierte und daher unerlöste Sehnsucht, trübe wie die Lampe, der es an Fett fehlt. Und man hat wenig Hoffnung, daß der Jüngling viel Gegenliebe aufbringen wird; er wäre sonst nicht so gleichgültig – und so früh – ins Bett gegangen. Ein römischer Anonymus weiß seinen Kummer geschmeidiger zu formen:

Dich sieht wachend mein Auge, nach dir sehnt nachts sich
die Seele,
wenn der ermattete Leib ruht auf dem einsamen Bett,
und im täuschenden Traum umfang ich mit liebendem Arm
dich...
Aber der Traum ist nichts, nahst du in Wirklichkeit mir.

Hier ist Mitgefühl kaum am Platze. Nicht ohne Grund verspürt der Anonymus Mattigkeit, und zu alledem wird er noch mit freundlichen Wunschträumen bedacht, die sich über die Wonnen des Tages lagern. Er ist überreich, er spielt mit der Sehnsucht, und das Wort Seele klingt nicht ganz echt. Erfrischend seelenlos und dringlich hört sich hingegen ein Volkslied an, das wir in *Des Knaben Wunderhorn* finden:

> Ach, Schatz, wenn ich nur bei dir wär',
> allein, allein, allein,
> allein im Federbett,
> wir beide wollten vergnüget sein
> und wollten gern allein beieinander sein,
> ach, wenn ich dich doch allein in meinen Armen hätt'.

Das war die Sehnsucht – wenn man von einigen tausend Gedichten absieht, die mit anderen Worten genau dasselbe sagen. Sehnsüchtige Nachtgedanken mögen verzehrend sein: viel ärger aber sind die Eifersüchtigen. Sie machen das Bett zur Hölle, sie foltern Leib und Seele, sie verschärfen den Schmerz durch die Ohnmacht. Im *Befreiten Jerusalem* von Torquato Tasso stehen folgende Zeilen:

> Er seufzt und ächzt und wirft von einer Stelle
> des Betts zur andern seines Körpers Last;
> und härter scheint ihm, stechender dies Bette,
> als wenn er Stein und Nesseln drunter hätte.
> Nun packt's ihn plötzlich wie mit Tigerklauen,
> daß in demselben Bett, in dem er liegt,
> die undankbarste wohl von allen Frauen
> mit ihren Buhlen oftmals sich vergnügt.

«Wie mit Tigerklauen» – das schmeckt nach Rache, nach Mord, nach dem blutigen Ausgang so vieler Eifersuchtsdramen. Brantôme, ein Zeitgenosse der Maria Stuart, der zwanzig Jahre lang erotische Klatschgeschichten niederschrieb, die sich am französischen Hofe zugetragen haben, weiß zwei Fälle zu berichten. Der erste ist bezeichnend dafür, wie lange, wie langsam Eifersucht schwären kann, bevor sie plötzlich aufbricht:

‹Jemand aus der Gesellschaft tötete inmitten des Hofes seine Frau, nachdem er ihr fünfzehn Jahre lang alle erdenklichen Freiheiten gewährt hatte und über ihren Wandel durchaus unterrichtet war, so weit, daß er sie warnte und vermahnte. Jedoch eine Laune kam ihn an. Eines Morgens fand er sie, als sie gerade aufstehen wollte, schlief bei ihr, ergötzte sich und lachte mit ihr. Dann versetzte er ihr vier oder fünf Dolchstöße und ließ einen seiner Diener ihr den Rest geben. Nachher ließ er sie aufbahren und vor aller Augen in sein Haus tragen, um sie zu beerdigen. Hiernach kehrte er an den Hof zurück und zeigte sich dort, als hätte er die schönste Tat der Welt vollbracht, und prahlte damit. Er hätte gern ebenso an ihrem Liebhaber gehandelt. Aber das wäre ihm zuviel geworden, denn sie hatte es mit einer so großen Zahl getrieben, daß sie ein kleines Heer bildeten.›
Brantômes zweite Geschichte fängt bedenklicher an, nimmt dann aber eine ganz unvermutete Wendung:
‹Ich kannte einen Gatten, der von einer Reise zurückkehrte und, da er seit langem nicht bei seiner Frau geschlafen hatte, in Freude entschlossen war, es mit ihr zu tun und sich an ihr zu vergnügen. Als er in der Nacht kam, hörte er durch das Schallrohr, daß sie sich von ihrem Freund ins Bett hatte begleiten lassen. Sofort ergriff er den Degen und klopfte an die Tür, und da sie offen war, ging er hinein, gewillt, sie zu töten. Zuerst suchte er den Galan, der durch das Fenster gesprungen war, dann stürzte er sich auf sie. Aber sie hatte sich diesmal so geputzt, mit ihrer Nachthaube und ihrem schönen weißen Hemd so geziert und mit Schmuck so ausstaffiert (man bedenke, daß sie, um ihrem Freund zu gefallen, sich so hätschelte), daß er sie nie so gut hergerichtet und verlockend gefunden hatte. Im Hemd warf sie sich zu Boden und bat ihn mit so schönen und süßen Worten, wie sie zu sprechen fähig war, daß er sie aufzustehen bat, und da er sie so schön und so hold sah, wurde das Herz ihm weich. Er ließ seinen Degen fallen, er, der seit langem keinen Umgang mit ihr gehabt hatte und ausgehungert war (möglich, daß

dies auch die Frau berührte und die Natur in ihr sich regte), und verzieh ihr. Er nahm sie und umarmte sie und trug sie in das Bett zurück, entkleidete sich plötzlich, versperrte die Tür und legte sich zu ihr. Und die Frau erfüllte so gut sein Begehren durch ihre sanften Reize und Niedlichkeiten (wobei sie nichts vergaß), daß man am nächsten Tag sie in größerer Freundschaft als zuvor fand, und nie waren sie so zärtlich zueinander. Wie Menelaus tat, der arme Hahnrei, der zehn bis zwölf Jahre seinem Weibe Helena gedroht hatte, er werde sie töten, wenn er ihrer je habhaft werde, und es ihr sogar, unter der Mauer stehend, nach droben zurief. Aber als Troja erobert und sie in seiner Hand war, entzückte ihre Schönheit ihn so, daß er ihr alles verzieh und sie liebte und sie mehr koste als jemals. Manche Gatten sind auch im Zorn noch gut und werden aus Löwen zu Schmetterlingen.›

Zur Abwechslung folge nun wieder eine triste Begebenheit, die Stendhal in seinem Buch *Über die Liebe* notiert:

‹Ich war mit fünfundzwanzig Dragonern nach den Wäldern längs der Sesia (in Piemont) geschickt worden, um Schmugglern das Handwerk zu legen. Als ich am Abend in dieser wilden und menschenleeren Gegend ankam, erblickte ich zwischen den Bäumen die Ruinen eines alten Schlosses. Ich ritt darauf zu und fand es zu meinem großen Erstaunen bewohnt. Ich fand einen Landedelmann mit finsterem Gesicht, einen sechs Fuß hohen Mann von vierzig Jahren. Brummend wies er mir zwei Zimmer an. Dort musizierte ich mit meinem Wachtmeister. Nach ein paar Tagen entdeckten wir, daß unser Wirt eine Frau bewachte, die wir zum Scherz Camilla nannten, ohne die furchtbare Wirklichkeit im entferntesten zu ahnen. Sie starb nach sechs Wochen. Eine traurige Neugier trieb mich, die Tote im Sarge zu sehen. Ich bestach den Mönch, der bei ihr die Wache hielt, und um Mitternacht ging er mit mir in die Kapelle, unter dem Vorwand, Weihwasser zu sprengen. Ich sah dort eines jener stolzen Gesichter, die noch im Tode schön sind. Sie hatte eine große Adlernase, deren edle und zarte Linie ich nie vergessen werde. Ich verließ den traurigen Ort. Erst fünf Jahre später, als eine Abteilung meines Regimentes den Kaiser zu seiner Krönung nach Italien begleitete, ließ ich mir die ganze Geschichte erzählen.

Ich erfuhr, daß der eifersüchtige Gatte, Graf***, eines Morgens am Bett seiner Frau eine englische Taschenuhr hängen gefunden habe, die einem jungen Mann ihres Städtchens gehörte. Am selben Tag brachte er seine Frau nach dem verfallenen Schloß in den Wäldern an der Sesia. Nie sprach er ein Wort. Wenn sie ihn um etwas bat, zeigte er ihr kalt und schweigend die kleine englische Uhr, die er stets bei sich trug. So verbrachte er fast drei Jahre mit ihr allein. Schließlich starb sie aus Verzweiflung in der Blüte ihrer Jahre. Der Gatte versuchte den Besitzer der Uhr zu erstechen, stieß fehl und floh nach Genua, wo er sich einschiffte. Seitdem ist er verschollen. Seine Güter sind aufgeteilt worden.›

Peter der Große war kein eifersüchtiger Ehemann. Eines Tages beauftragte er einen Franzosen aus seinem Gefolge, Herrn Villeroy, der Zarin Katharina einen vertraulichen Brief zu überbringen. Katharina empfing Villeroy in einem prunkvollen Bett, und der Franzose erlag ihren Reizen. Als Peter davon hörte, nahm er es Villeroy nicht übel, sondern meinte: «Natürlich muß einer wahnsinnig werden, wenn er meine Katharina im Bett sieht. Ich hätte genauso gehandelt – tüchtiger Kerl!»

Als Kurier des Zaren war Villeroy nach Rußland gereist, als Kurier der Zarin kehrte er zurück; Franzosen sind eben wendig.

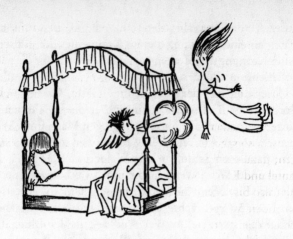

In allen Ehren

*Das heißen sie: auf Treu
und Glauben beigeschlafen.
Ritter Hans von Schweinichen*

Betten, wir sagten es schon, rechneten früher als Wertgegenstände. Wer nicht reich war, besaß – im besten Falle – ihrer gerade so viele, als sein Hausstand es verlangte, und wenn Freunde oder Reisende über Nacht blieben, mußten sie mit einem Familienmitglied das Lager teilen. Lag die Hausfrau oder die Tochter mit dem Fremden im selben Bett, so ward dafür gesorgt, daß es mit Anstand geschehe. Deshalb begaben sich die Bettpartner angekleidet ins Bett; in manchen Gegenden band man, sicherheitshalber, den jungen Mädchen die Fußknöchel zusammen. Diese Sitte, auf englisch «bundling» genannt, ist bezeugt für England, Irland, Skandinavien und Amerika; auf den Orkney-Inseln soll sie noch bis in die jüngste Zeit hineingereicht haben.

Aber auch in Deutschland war sie nicht unbekannt. Ritter Hans von Schweinichen, der im 16. Jahrhundert mit dem verschuldeten Herzog Heinrich von Liegnitz-Brieg umherzog, hat seine Erinnerungen in Tagebüchern niedergelegt.

Auf einer Reise durch das Land Lüneburg besuchte der Ritter ein Tanzfest der einheimischen Junker, und sein Bericht darüber lautet:

‹Wie wir in die Kammer kommen, liegen zwei Junkern mit Jungfrauen im Bette; dieser, der mit mir vortanzet, fiel samt der Jungfer auch in ein Bette... Ich fraget die Jungfrau, mit der ich tanzet, was wir machen wollten. Auf Mecklenburgisch, so saget sie, ich sollt mich zu ihr in ihr Bette auch legen; dazu ich mich nicht lang bitten ließ, leget mich mit Mantel und Kleidern, ingleichen die Jungfrau auch, und redeten also bis vollend zu Tag, jedoch in allen Ehren.

Auf den Morgen hatt ich das Beste, daß ich der längest war auf dem Platze gewesen, getan, und ich hatt es am besten verricht. Kam deswegen beim Frauenzimmer in groß Gunst. Das heißen sie auf Treu und Glauben beigeschlafen; aber ich acht mich solches Beiliegen nicht mehr, denn Treu und Glauben möcht zu ein Schelmen werden.›

Man durchplauderte also die Nacht mit der Bettpartnerin und bewies, wenn es einem auch schwerfiel, daß man ein Gentleman sei. Daß der Brauch gesellig ausgeübt wurde, mag die Anfechtungen gemindert haben. Wie anders wäre es zu erklären, daß der Ritter mit dem anrüchigen Namen sich tugendhafter verhielt als der heilige Johannes Chrysostomus? Dieser war als junger Priester in den Wald geflohen und hauste dort in einer Zelle als Eremit. Eines Tages entführte ein gewaltiger Wind die Tochter eines Kaisers, dessen Burg vor dem Walde lag, darin Johannes lebte, und was dann geschah, erzählt eine alte deutsche Legende:

‹Der Wind aber hatte die Jungfrau bei dem hohlen Stein niedergelassen, da Johannes' Zelle war, und war ihr kein Leid geschehen. Da stund sie vor dem Stein in ihren königlichen Kleidern, die goldene Krone auf dem Haupt, und wußte nicht, wohin sie gehen sollte. Und sahe überall umher, ob sie niemanden erblickte. Da sah sie die Zelle und schaute hinein, und sah Johannes an seinem Gebet auf der Erde liegen, wie er oft that. Da ward sie froh und rief mit lauter Stimme:

«Lieber Herr, laßt mich ein, um Gottes Willen.» Johannes erschrak, stund auf und sah um sich. Da rief sie ihm wieder und bat ihn, daß er sie einließe, und sprach: «Ich sehe wohl, daß du ein Christ bist, darum sollst du mir helfen. Verlör ich mein Leben, es wäre deine Schuld. Und fräßen mich die wilden Tiere, ich klagte es an dem Jüngsten Tag, so müßtest du vor Gott darum zur Buße stehen.» Und da die Jungfrau also lange bat, ging er zu der Thür und that ihr auf; und fragte sie, wer sie wäre, und wie sie dahin gekommen sei. Sie sprach: «Es ist Gottes Wille, ich sage dir nicht mehr.» Da dachte er bei sich: «Verliert sie ihr Leben hier, so bin ich vor Gott dem Allmächtigen schuldig» und hieß sie in die Zelle gehn.

Dann nahm er seinen Stab, und machte damit einen Strich auf den Boden und sprach zu ihr: «Bleib du in deinem Teil, so will ich in dem andern sein, und komm nicht über den Kreis zu mir, und bete mit Fleiß.» Sie sprach: «Das will ich thun.» Und sie schlief gar wenig und hatte viel Ungemach. Als es Tag ward, dachte sie: «Was eß ich heut? Nun hat mein guter Wirt nichts, das er mir gäbe; ich muß rechten Kummer hie leiden.» Da stand Johannes auf und betete in Andacht: da stund die Jungfrau auch auf und lernte seine guten Sitten. Dann sprach er: «Wir sollen miteinander gehn nach Speise.» Das thaten sie; aber ihre Speise war nichts anders denn Kraut, das aßen sie manchen Tag für den Hunger mit großer Demut, und beteten und wachten, und dienten Gott mit Fleiß.

Dies fromme Leben neidete der böse Feind, und trug ihnen beiden Haß, und riet ihnen bösen Rat. Und schuf, daß Johannes über den Kreis zu der Jungfrau ging in ihren Halbteil. Er umfing sie gar lieblich und gewann große Liebe zu ihr, und machte, daß die Jungfrau in Sünde fiel durch seinen Willen. Danach gewannen sie große Reue über die Sünde und war ihnen leid darum. Johannes aber gedachte bei sich: «Würde sie länger bei mir sein, ich würde mehr mit ihr sündigen.» Da führte er sie auf einen hohen Stein und stieß sie hinab. Und ging wieder in seine Zelle. Und sprach: «Ach, ich unseliger Mann, nun habe ich einen Mord an dieser Frau gethan. Sie hätte die Sünde nie gedacht, hätte ichs nicht an sie gebracht; und hab ihr nun das Leben genommen. Die Untreu und die Sünde wird Gott ewiglich an mir rächen»".

So seltsam, wie sie begonnen hat, nimmt des Johannes Chrysostomus Lebensgeschichte ihren weiteren Verlauf, doch wollen wir sie hier nicht verfolgen. Es sei nur vermerkt, daß der heilige Macarius von Alexandrien asketischer war: die *Legenda Aurea* erzählt, er habe einen toten Heiden ausgegraben und ihn als Kopfkissen benützt.

In die Lage, mit einer fremden Frau das Schlafgemach zu teilen, wenn auch nur für eine Nacht, läßt Laurence Sterne sein Erzähler-Ich geraten. *Yoricks empfindsame Reise* endet mit folgendem Gasthausabenteuer:

‹Ich nahm also Besitz von meiner Schlafkammer... ließ Feuer anmachen... bestellte das Abendessen, und dankte eben dem Himmel, daß es nicht schlimmer abgelaufen wäre... als ein Fuhrwerk, worin eine Dame mit ihrer Aufwärterin saß, anlangte.

Da keine andre Schlafkammer im Hause war, so wies die Wirtin sie ohne viel Bedenklichkeit nach der meinigen, und sagte ihnen, wie sie solche herein führte, daß niemand darin wäre als nur ein engländischer Herr... Daß zwei gute Betten darin stünden, und daß in dem Zimmer noch ein Verschlag wäre, wo noch ein andres befindlich sei... Der Ton, womit sie von diesem dritten Bette sprach, war nicht sehr empfehlend... Indessen wären, sagte sie, drei Betten da, und nur drei Personen... und der fremde Herr, meinte sie, würde alles mögliche tun, und sich fügen...

Ich ließ der Dame keinen Augenblick Zeit zu Vermutungen, sondern erklärte ihr, daß ich alles tun würde, was ich nur könnte.

Da mich dieses nicht zu einer völligen Räumung und Übergabe der Kammer verband: so fühlte ich mich noch Besitzer genug, um davon die Honneurs zu machen... Ich bat die Dame, sich zu setzen... nötigte sie zum wärmsten Sitze... forderte mehr Holz... bestellte bei der Wirtin, daß sie den Plan zum Abendessen erweitern und uns von ihrem allerbesten Weine zukommen lassen möchte.

Die Dame hatte sich kaum fünf Minuten beim Feuer gewärmt, als sie anfing den Kopf herumzudrehen und einen Blick nach den Betten zu tun; und je öfter sie ihre Augen dieses Weges wandte, je verwirrter kehrten sie davon zurück... Ich fühlte für sie... und für mich selbst; denn in wenig Minuten ward meine Verlegenheit, über ihre Blicke wie über den Umstand selbst, so groß, als die ihrige nur immer sein konnte.

Um alle diese Unruhen zu erregen, war es schon daran genug, daß die Betten, worin wir schlafen sollten, in einem und eben demselben Zimmer stunden... allein ihre Position (sie stunden parallel, und so dicht aneinander, daß nur eben ein geflochtener Stuhl dazwischen Raum hatte), machte uns den Handel noch beschwerlicher... Sie waren noch dazu nahe beim Feuer, und die Ausladung des Kamins an der einen, und ein Tragpfeiler, der durchs Zimmer ging, an der anderen Seite, machten eine Art von Alkoven, welches unserm zarten Gefühl von Schamhaftigkeit gar nicht günstig war... Wenn noch etwas hinzukommen könnte, so war's: daß die Betten alle beide so schmal waren, daß es einem den Gedanken an die Möglichkeit kurz abschnitt, daß die Dame und ihre Jungfer zusammenschlafen könnten. Welches, wenn es sich hätte tun lassen, die Sache sehr erleichtert haben würde. Denn, daß ich alsdann in dem andern Bette nahe dabei schlief, war zwar keine wünschenswerte Sache, aber es wäre doch nichts so Furchtbares dabei gewesen, worüber nicht die Einbildung ohne Ängstlichkeit hätte hinwegkommen können.

Was das kleine Nebenkämmerchen betrifft: so gab uns das wenig oder gar keinen Trost; es war ein dumpfigter kalter Verschlag, mit einem halben Laden vor einem Fenster, darin weder Glas noch geöltes Papier war, um Wind und Nässe abzuhalten. Ich tat mir keinen Zwang an, meinen Husten zurückzuhalten, als die Dame hineinguckte; also war hierbei nichts anders zu tun, als von beiden eins zu wählen...

Ob die Dame ihre Gesundheit ihrer Schamhaftigkeit aufopfern, das Bette im Nebenkämmerchen für sich nehmen, und das, zunächst meinem, dem Mädchen überlassen wollte? Oder ob das Mädchen daneben allein schlafen sollte? usw.

Die Dame war eine Piemonteserin von ungefähr dreißig Jahren, mit vollen Zeichen der Gesundheit auf den Wangen. Das Mädchen war eine Lyonerin von zwanzig, so flink und rasch, als nur irgend eine französische Dirne sein kann...

Wir setzten uns nieder zu Tische; und hätten wir dabei keinen edleren Wein gehabt als den, welcher in einem kleinen savoyischen Wirtshause zu haben ist: so würden wir nicht eher geredet haben, bis die dringende Not das Band unsrer Zunge gelöst hätte... Allein die Dame hatte etliche Flaschen Burgunder in ihrem Wagen, und ließ durch ihre Kammerjungfer ein paar davon heraufholen; nachdem wir also abgegessen und allein gelassen waren, fühlten wir Stärke des Geistes genug, zum wenigsten ohne Zurückhaltung von unsrer Situation zu sprechen. Wir kehrten und wendeten es auf alle Seiten, wir überlegten und betrachteten es in einer jeden Art von Lichte, während der Zeit einer Negoziation von zwei Stunden; am Ende derselben wurden die Artikel, nach der Art und Weise eines Friedenstraktats, zwischen uns fest verabredet... und ich glaube, mit eben so vieler Redlichkeit und gutem Vertrauen an beiden Seiten, als bei irgend einem Traktate, der bis hierher die Ehre gehabt hat, auf die Nachkommenschaft gebracht zu werden.

Es waren folgende:

I. Da Monsieur im rechtmäßigen Besitze der Kammer ist und er das Bette zunächst am Feuer für das wärmste hält: so besteht er darauf, daß ihm von Seiten der Dame solches zugestanden werde.

Zugestanden, von Seiten der Dame; mit dem Zusatz: Da die Vorhänge dieses Bettes von dünnem, durchsichtigem

Kattun sind, und auch zu schmal scheinen, um dicht zugezogen zu werden, so soll die Kammerjungfer die Öffnung mit großen Stecknadeln, oder auch mit Nähnadel und Zwirn auf eine solche Art zumachen, als man zu einer sichern Barriere, an der Seite des Herrn nötig erachten wird.

II. Madame bedingt sich aus, daß Monsieur die ganze Nacht durch im Schlafrocke bleiben soll.

Abgeschlagen. Monsieur führt keinen Schlafrock bei sich; sein Mantelsack enthält nichts als ein halb Dutzend Hemden und ein Paar schwarze seidene Beinkleider.

Die Erwähnung der schwarzen seidenen Beinkleider, machte eine gänzliche Änderung in diesem Artikel... Denn die Beinkleider wurden als ein Äquivalent für den Schlafrock angenommen; und also ward stipuliert und festgesetzt, daß ich die ganze Nacht in meinen schwarzen seidenen Beinkleidern schlafen sollte.

III. Es ward begehrt, und von Seiten der Dame darauf bestanden, daß nachdem Monsieur zu Bette gegangen, und Feuer und Licht ausgelöscht sei, Monsieur die ganze Nacht durch kein einziges Wort sprechen sollte.

Zugestanden; mit der Klausel, daß Monsieurs Abendgebet für keinen Bruch des Traktats gehalten werden mag.

Es war nur ein Punkt in diesem Traktate vergessen, und das war, auf welche Weise die Dame und ich verbunden sein sollten, uns auszukleiden, und zu Bette zu gehn... Es war nur eine Art möglich, es zu tun, und die lasse ich den Leser erraten; und versichre dabei, wenn es nicht die delikateste in der Natur ist, so hat er die Schuld niemand beizumessen als seiner eigenen Einbildung...

Ob es nun, nachdem wir zu Bette gegangen, die Ungewohntheit der Situation oder sonst etwas war, das ich nicht weiß, genug, ich konnte kein Auge schließen; ich versuchte es auf der einen Seite und auf der andern, und warf mich herum und wieder herum, bis eine volle Stunde nach Mitternacht, da Natur und Geduld beide gleich ermüdet waren, ich ausrief... Oh, mein Gott!... Sie haben die Traktaten gebrochen, Monsieur, sagte die Dame, welche ebensowenig geschlafen hatte, als ich... Ich bat sie tausendmal um Vergebung, bestand aber darauf, es wäre bloß ein andächtiger Seufzer... Sie behauptete, es wäre ein förmlicher Bruch der Traktaten... Ich behauptete, das wäre es, nach der Klausel beim dritten Artikel nicht.

Die Dame wollte ganz und gar nicht nachgeben, ob sie gleich ihre Barriere dadurch schwächte; denn in der Hitze des Streits konnte ich hören, daß zwei oder drei von den großen Stecknadeln aus den Vorhängen auf die Erde fielen.

Bei meiner Ehr' und Treue, Madame, sagt' ich... indem ich meinen Arm beteurungsweise aus dem Bette streckte...

... (Ich hatte hinzufügen wollen, daß ich um alles in der Welt mich nicht der geringsten Übertretung gegen den genauesten Begriff vom Wohlstande schuldig machen möchte.)...

... Allein, die Kammerjungfer, welche gehört, daß es zwischen uns zum Wortwechsel gekommen, und fürchtete, es möchte auf Tätlichkeiten hinauslaufen, war leise aus ihrem Kämmerchen, und weil es völlig finster war, so nahe an unsere Betten geschlichen, daß sie in den engen Raum, der sie voneinander schied, und zwar so weit heraufgekommen war, daß sie in gerader Linie zwischen mir und ihrer Dame stund...

Also, da ich die Hand ausstreckte, faßte ich der Kammerjungfer ihre...›

Das ist Rokoko: anmutig, geistvoll, verspielt, amourös. Zwölf Zeilen aus Wielands *Gandalin* hören sich an, als seien sie aus derselben Feder geflossen:

> Wie sollt's auch anders? Natur bleibt immer
> Natur. Ein junges Frauenzimmer
> im Bette – da denkt sich die Phantasie
> gleich allerlei Nebendinge dabei;
> und er so nah in seiner Bergère,
> dem Zug der magischen Atmosphäre

so ausgesetzt! Wir wissen zwar,
wie gut der Vorhang zugezogen war:
doch wär er auch mit Nadeln verriegelt,
mit Distelköpfen garniert, ja gar
mit Salomons großem Ring versiegelt,
das bessert die Sache nicht um ein Haar.

Defoes Roman *Glück und Unglück der berüchtigten Moll Flanders* beschreibt das Leben einer Abenteuerin, die «fünfmal verheiratet gewesen, darunter einmal mit ihrem leiblichen Bruder». Der blutschänderischen Ehe entronnen, lernt sie unterwegs einen Mann kennen und unternimmt mit ihm eine Vergnügungsreise nach Gloucester. Es folgen ihre eigenen Worte:

‹Hier in Gloucester nun wollte es unser Geschick, daß wir keine andere Unterkunft im Gasthaus fanden als ein großes Zimmer mit zwei Betten. Der Wirt, der uns das Zimmer zeigte, sagte sehr freimütig zu meinem Freunde: «Herr, es ist nicht meine Sache, mich zu erkundigen, ob die Dame Ihre Gattin ist oder nicht, aber wenn sie es auch nicht ist, so können Sie doch in diesen beiden Betten so ehrbar schlafen, als ständen sie in zwei verschiedenen Zimmern.» Mit diesen Worten zog er eine große Gardine herunter, die das ganze Zimmer in zwei Teile teilte und die beiden Betten trennte.›

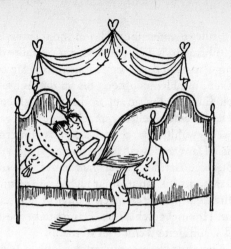

Vom Brautbett zum Ehebett

Das Bett ist die ganze Ehe.
Balzac

Ich habe mein Bette schön geschmückt
mit bunten Teppichen aus Ägypten.
Ich habe mein Lager mit Myrrhe,
Aloe und Zimmet besprengt.
Komm, laß uns der Liebe pflegen.
Denn mein Mann ist nicht daheim,
er ist einen fernen Weg gezogen.
Sprüche Salomos

Der englische Lordkanzler Thomas More trat in seinem Buch *Der beste Zustand des Staates und die neue Insel Utopia* dafür ein, daß junge Leute einander vor der Ehe nackt sehen sollten, und beherzigte – was seine beiden Töchter anging – die eigene Forderung. Sein Sekretär hat später berichtet, auf welch herzhafte Art ein Freier den Autor beim Wort nahm:

‹Eines Morgens ganz in der Frühe kam Sir William Roper von Eltham in Kent zu meinem Herrn, mit dem Vorhaben, eine seiner Töchter zu ehelichen. Die Töchter meines Herrn schliefen beide in einem Bett, das in ihres Vaters Zimmer stand. Er führte Sir William in das Zimmer, faßte die Bettdecke beim Zipfel und zog sie plötzlich fort. Sie lagen auf dem Rücken, die Hemden hoch bis an die Achselhöhlen. Die Entblößung weckte sie auf, und sofort drehten sie sich um. «Ich habe beide gesehen», sprach Roper und gab derjenigen, die er gewählt hatte, einen Klaps aufs Hinterteil: «Du bist meine.» Das war die ganze Werbung.›

Diese kernige Art der Gattenwahl hat etwas vom Viehmarkt an sich, doch kann man ihr nicht gram sein; Sir William wollte keine Katze im Sack kaufen. Ehen, sagt man, werden im Himmel geschlossen. Das ist unbewiesen; feststeht, daß sie im Bett geschlossen werden.

Die sogenannten Ferntrauungen des letzten Weltkrieges waren kein Novum. Im Mai 1514 wurde die Tochter Heinrichs VII. von England, Maria, mit Ludwig XII. von Frankreich «in Vertretung» getraut. Hackett beschreibt die Zeremonie:

‹Die Braut legte die Gewänder ab und ging in Gegenwart vieler Zeugen zu Bett. Der Marquis von Rothelin-Longueville trat in seinem Wamse und einem Paar roter Strümpfe, aber mit einem nackten Bein ans Bett und berührte die Braut mit seinem nackten Bein. Daraufhin erklärte man die Heirat für vollzogen.›

Von langer Dauer war sie übrigens nicht, denn schon ein Jahr darauf starb der kränkliche Gatte. Franz I. bestieg Frankreichs Thron, und Maria heiratete später in ihrer Heimat den Herzog von Suffolk.

Kinderehen, die man gemeinhin für ein Reservat Indiens hält, waren in Europa früher nicht unbekannt. Ein Neffe Karls II. von England, der Prinz von Oranien, wurde der blutjungen Prinzessin Mary angetraut:

‹Nicht zu unterlassen sei die Beschreibung, wie man bei den Hochzeitsfeierlichkeiten die kleine Prinzessin, die noch nicht zehn Jahre alt war, und den jungen Prinzen von Oranien zusammen ins Bett brachte. Die Prinzessin wurde in

Den Umstand, gut gebettet zu sein...

...läßt man sich etwas kosten. Von jeher wurde viel Geld ins Bett gesteckt (und mitunter auch viel Geld mit dem Bette verdient – wie das Exemplum des Doktor Graham zeigt).

Früher pflegten die Leute ihre Spargroschen ins Bett zu stecken, was weder den Schlaf noch das Geld förderte.

Das Geld im Schlaf zu verdienen, ist nur dem gegeben, der sein Erspartes nicht in die Matratze steckt. Die Natur des Geldes ist es, sich nicht im Bette, sondern auf der Bank zu vermehren.

Pfandbrief und Kommunalobligation

Meistgekaufte deutsche Wertpapiere - hoher Zinsertrag - bei allen Banken und Sparkassen

Verbriefte 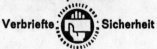 Sicherheit

Zimmer der Königin entkleidet und auf das Staatsbett aus blauem Samt gelegt, welches das Paradebett hieß und reich mit Gold und Silber geschmückt und von vier mächtigen weißen Federn gekrönt wurde. Die Vorhänge hingen an goldenen und silbernen Schnüren. Das Zimmer war mit kostbaren Wandteppichen ausgeschlagen und mit Vasen aus reinem Gold geschmückt, mit Kerzenhaltern aus Silber, in denen Fackeln aus weißem Wachs ein helles und herrliches Licht ausstrahlten... Der König selber führte den Prinzen ein, der seine robe de nuit und Pantoffeln trug. Seine Majestät hatte einige Mühe, ihn durch die Menge an die Seite des Bettes zu leiten, darin die Prinzessin lag. Der Prinz küßte seine beiden Schwäger, den Prince of Wales und den Duke of York, und wünschte ihnen Gutenacht, bevor er mit großem Anstand ins Bett stieg. Dann küßte er die Prinzessin dreimal und lag ungefähr eine dreiviertel Stunde bei ihr, in Gegenwart der großen Lords und Edelfrauen von England, der vier Botschafter der verbündeten Mächte und der vornehmen Persönlichkeiten, die in London seinem Gefolge zugehörten.

Als der König andeutete, es sei Zeit für ihn, sich in ein anderes Zimmer zurückzuziehen, das zu seinem Gebrauch hergerichtet worden war, sagte der Prinz seiner kleinen Braut Adieu, wobei er sie abermals dreimal küßte. Aber als er das Bett verließ, fehlte einer von seinen Pantoffeln; nach einigem Suchen fand man ihn bei der Prinzessin.

Sobald er seinen Pantoffel wiedergefunden hatte, kniete er vor dem König nieder und bat ihn um seinen Segen, ebenso vor der Königin, und als beide ihn gesegnet hatten, führte Seine Majestät ihn zu dem Zimmer, in dem er schlafen sollte.›

Der Vorfall mit dem Pantoffel hätte eigentlich den Bräutigam stutzig machen müssen; wie erklärte es sich, daß man ihn plötzlich bei der Prinzessin fand? Doch darüber sagt der Bericht nichts aus. Daß die Verwandten und die Hochzeitsgäste das Brautpaar ins Schlafzimmer geleiteten, daß die beiden in ihrer Gegenwart zu Bett gingen, war nicht nur in erlauchten Kreisen, sondern beim Landvolk üblich. Wußte man die Neuvermählten im Bett, so ließ man sie endlich allein. Die Tür schloß sich hinter den Gästen, und nun erst gehörte die Stunde dem Gotte, den Goethe in seinem *Hochzeitslied* von 1768 besungen hat:

> Im Schlafgemach, entfernt vom Feste,
> sitzt Amor dir getreu und bebt,
> daß nicht die List mutwill'ger Gäste
> des Brautbetts Frieden untergräbt.
> Es blinkt mit mystisch heil'gem Schimmer
> vor ihm der Flammen blasses Gold,
> ein Weihrauchwirbel füllt das Zimmer,
> damit ihr recht genießen sollt.

Das Brautbett-Motiv zieht sich – wir sahen es schon – durch Goethes ganzes Schaffen. Eine Stelle aus seinem Tagebuch, 1810 niedergeschrieben, führt die eben genannten Verse zwanglos fort:

> Und ihr, der Brautnacht reiche Bettgehänge,
> ihr Pfähle, die ihr euch so breit erstrecktet,
> ihr Teppiche, die Lieb' und Lustgedränge
> mit euren seidnen Fittichen bedecktet!

Hier wäre der Ort, sich über Bräuche während der Brautnacht zu verbreiten, über die Jungfernprobe und ähnliches. Doch das steht in anderen Büchern geschrieben und mag dort nachgelesen werden. Wir bringen lieber ein altfranzösisches Chanson, das Pamela Wedekind wieder zu neuem Leben erweckt hat:

Das Brautbett

«O, o, o!» sagt das Brautbett,
«Ja, was seh ich dort, seh ich dort so nett?»
«Ja, was seh, was seh ich dort so nett?»
Sagt die kleine Braut.
«Was seh ich dort so nett?»
Sagt das Himmelbett.

«O, o, o!» leis der Vorhang spricht,
«So was Schönes sah, sah ich ja noch nicht!»
«So was Schönes, ach, sah ich ja noch nicht!»
Sagt die kleine Braut.
«So was Schönes sah ich ja noch nicht!»
Leis der Vorhang spricht.

«O, o,o!» laut das Bettuch klagt,
«Nie hat jemand solchen Lärm gewagt!»
«Nie hat jemand solchen Lärm gewagt!»
Sagt die kleine Braut.
«Solchen Lärm hat niemand noch gewagt!»
Laut das Bettuch klagt.

«O, o, o!» die Matratze bat,
«O, so drück mich doch, drück mich nicht so platt!»
«O, so drück mich doch, drück mich nur nicht platt!»
Bat die kleine Braut.
«Drück mich nicht so platt!»
Die Matratze bat.

«O, o, o!» seufzt das Bettgestell,
«Ob ich wohl noch heil, wenn es wieder hell?»
«Ob ich heil noch bin, wenn es wieder hell?»
Seufzt die kleine Braut.
«Ob ich wohl noch heil, wenn es wieder hell?»
Seufzt das Bettgestell.

> «O, o, o!» sagt der Topf der Nacht,
> «Niemals hab ich so, hab ich so gelacht!»
> «Nie hab ich – o, o! niemals so gelacht!»
> Sagt die kleine Braut.
> «Niemals so gelacht!»
> Sagt der Topf der Nacht.

Das ist heiter und dreist, aber nicht schlüpfrig, voller Lust, aber nicht lüstern. Es kommt aus dem Lande der Liebe und der Doppelbetten, aus dem Lande, «wo alles in ein Chanson endet». Dieser amourösen Klassik ist man sich drüben so sehr bewußt, daß man bisweilen zum Selbstdarsteller wird. In ihren *Ideen und Impressionen* notieren die schreibenden Brüder Goncourt:

‹In Deutschland erweckt ein Gasthofzimmer mit zwei Betten sofort die Vorstellung eines Ehemannes und einer Frau, eines Haushalts. Bis zu den hochzeitlich weißen Wänden spricht alles die Sprache einer gesitteten, geheiligten, abgestempelten Liebe. In Frankreich hat ein Hotelzimmer niemals einen ehelichen Charakter; auf den Wänden und Möbeln glaubt man den Schatten und die Spuren einer Entführung, eines Herrn mit seiner Geliebten zu sehen; das Kissen scheint nur den Abdruck der Lust bewahrt zu haben.›

Nun, diese Notiz ist etwa hundert Jahre alt, und inzwischen hat sich einiges geändert. Wir meinen nicht sosehr die deutschen Hotelzimmer, als vielmehr die Deutschen selber, die sich stets merklich geändert haben, wenn Kriege oder Völkerwanderungen sie in fremde Länder brachten.

Es sei nicht vergessen, zu melden, daß im 18. Jahrhundert das neuvermählte Paar am Morgen nach der Hochzeitsnacht die Gratulanten im Bett empfing – mitunter drei Tage lang. Man verbarg damals das Ehebett nicht mit einer gewissen Halbscham, wie es heute geschieht, sondern bekannte sich herzhaft zu den elementaren Dingen des menschlichen Lebens, und das Intime litt darunter nicht im geringsten. Nach der Geburt eines Kindes zeigten sich die glücklichen Mütter ihren Bekannten im «Lit de Parade», und Witwen pflegten gleichfalls im Bett Kondolenzbesuche entgegenzunehmen. Die Königinnen von Frankreich mußten sogar nach dem Tode des Gatten sechs Wochen lang das Bett hüten; so wollte es die Hoftraueretikette.

Die Zwillingsbetten scheint Karl der Kühne von Burgund erfunden zu haben, kurz bevor er Isabella von Bourbon heiratete. Es ist viel darüber geschrieben worden, ob Doppelbetten oder Zwillingsbetten der Ehe zuträglicher seien. Die Amerikaner sind der Meinung, Zwillingsbetten führten meist zur Scheidung; Bettfabrikanten bestreiten es, weil sie am Verkauf zweier Betten mehr verdienen.

‹Bei einer Gesellschaft, die Wilhelm IV. von England gab, verabschiedete er sich um elf Uhr von seinen Gästen: «Jetzt, meine Damen und Herren, wünsche ich Ihnen Gutenacht. Ich will Sie von Ihrem Vergnügen nicht länger abhalten und mache mich an mein eigenes Vergnügen, das darin besteht, zu Bett zu gehen. Komm mit, meine Königin!»›

In seinen Erinnerungen erzählt Graf Hans Wilczek einen Vorfall, der sich ereignete, als «Vicky», die Tochter der alten Queen, mit ihrem Mann, dem Kronprinzen Friedrich Wilhelm, nach Wien kam. Der österreichische Hof hatte den Gästen das Schloß Hetzendorf zur Verfügung gestellt, und Graf Wilczek war diensttuender Kammerherr. Das Paar traf nachts um elf Uhr ein und wollte sich sogleich zur Ruhe begeben:

‹Einer unserer Herren, Baron Stillfried, der dem Kronprinzen Friedrich zugeteilt war, führte ihn in das für ihn bestimmte Schlafzimmer, während ich die Kronprinzessin bis zu ihrem begleitete. Ich hatte vom Oberhofmeister Hohenlohe den Auftrag, zwei separate Schlafzimmer für unsere hohen Gäste vorbereiten zu lassen. Bald nachdem ich mich von der Kronprinzessin verabschiedet hatte, ließ sie mich wieder zu sich rufen und sagte mir mit derben Worten und in fast leidenschaftlichem Ton: «Wenn es bei Ihnen in

Österreich Sitte ist, die Ehepaare zu trennen, so protestiere ich dagegen. Lassen Sie sofort das Bett meines Mannes hierher in mein Schlafzimmer bringen!» und drehte mir den Rücken. Ich war begreiflicherweise über diese Zurechtweisung fürchterlich aufgeregt, verständigte den Baron Stillfried, das Bett des Kronprinzen herübertragen zu lassen, ließ meinen Wagen, den ich stets bei mir hatte, einspannen und fuhr trotz der späten Stunde in den Augarten zu Hohenlohe. Dort angekommen, ließ ich meinen Freund wecken und erklärte ihm, nicht eine Stunde länger bei dieser entsetzlichen Frau bleiben zu wollen, Stillfried möge auch meinen Dienst übernehmen. Und so geschah es auch.›

Ein Hofdrama, das wir heute als Posse empfinden. Unsere Sympathien gehören ungeteilt der «entsetzlichen Frau», die ihren Mann bei sich haben wollte, im Gegensatz zum Kaiser Franz Joseph und seiner Gemahlin Elisabeth, die getrennt schliefen, in Eisenbetten.

In Sowjetrußland hätte man der Kronprinzessin nicht zugemutet, was der österreichische Hof ihr angetan hat. Eine Stelle aus Michail Sostschenkos Buch *Schlaf schneller, Genosse!* bezeuge es:

‹Ich und meine Bücher sind, bewaffnet mit einer Schutzurkunde des Volkskommissariats für Bildungswesen, zu Olga umgezogen. Meine Möbel kamen nicht mit. Das Hauskomitee hat, um mir den Kampf mit den «bürgerlichen Vorurteilen» zu erleichtern, verboten, das Bett, den Schreibtisch und die Stühle mitzunehmen. Mit dem Vorsitzenden des Hauskomitees hatte ich ein ernstes Gespräch.

Ich sagte: «Gott, ich will es nicht bestreiten: der Schreibtisch ist ein Luxusgegenstand. Man kann die *Kritik der reinen Vernunft* auch auf dem Fensterbrett schreiben. Aber das Bett! Irgendein Lager muß ich doch haben.»

«Wohin ziehen Sie denn?»

«Zu meiner Frau.»

«Hat sie ein Bett?»

«Ja.»

«Nun, schlafen Sie doch mit ihr zusammen.»

«Verzeihen Sie, Genosse, aber ich habe sehr lange Beine, ich schnarche, ich schwitze nach dem Tee. Und ich hätte es überhaupt vorgezogen, getrennt zu schlafen.»

«Wie haben Sie denn geheiratet – aus Liebe, oder haben Sie sich im Kommissariat eingetragen?»

«Im Kommissariat.»

«In diesem Falle, Bürger, sind Sie nach den Gesetzen der Revolution verpflichtet, in *einem* Bett zu schlafen.»

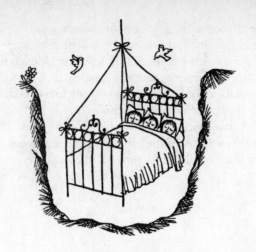

Zu dritt

Sie legten sich seufzend in ihr gemeinsames Bett,
noch immer so still und verträglich
wie drei Bleistifte.
Gottfried Keller:
Die drei gerechten Kammacher

Der Schutzpatron des dreischläfrigen Bettes ist Graf Ernst von Gleichen, der, obzwar verheiratet, im Morgenland eine zweite Ehe einging und die schöne Orientalin nach Hause mitbrachte. Seine erste Frau hatte gegen die Rivalin nichts einzuwenden, sondern befreundete sich innig mit ihr, und so führte man fortan eine harmonische Ehe zu dritt. Die drei schliefen gemeinsam in einem Bett und wurden später auch Seite an Seite begraben. Eine Romanze von Johann Friedrich Löwen erzählt die Geschichte im Bänkelsängerton:

> Itzt kam zu seiner ersten Frau
> Der Graf mit seiner zwoten;
> Und ihre Stirn sah nun genau
> Gefahren, die ihr drohten.

Doch Wunder, wie erklärt man dich?
Die beiden Weiber liebten sich.
Sie teilten, Beispiel selt'ner Zeit,
Wenn es doch Folgen hätte,
Sie teilten ihre Zärtlichkeit
Gern mit des Grafen Bette.
Dies Bett, durch solch ein Wunder groß,
Steht noch zu Gleichen auf dem Schloß.
Weil alles stirbt, so starben auch
Der Graf und seine Weiber.
Ein Grab umschloß nach altem Brauch
Die drei entseelten Leiber.
Dies alles, samt des Grafen Ruhm,
Lehrt Erfurts Epitaphium.

Ungewöhnlich daran ist die durch päpstlichen Konsens legitimierte Bigamie – das Dreieck auf Lebenszeit. Im übrigen war es während des Mittelalters (und bis vor kurzem auch in osteuropäischen Ländern) üblich, daß die Gastgeber einen guten Freund einluden, mit ihnen im Ehebett zu nächtigen, wobei ihm freilich kein Übergriff in die Rechte des Hausherrn verstattet wurde.

Man muß wissen, daß das Bett einst ein überaus wertvoller Besitz war, ein teures Möbel, das sich nicht jeder leisten konnte. Der englische Dichter Chaucer, Verfasser der *Canterbury Tales*, hatte, ‹wenn er auch königlicher Squire war, kein eigenes Bett; und oft mußte ein Bett für drei Schläfer eingerichtet werden. So wurde das zum Beispiel im fünfzehnten Jahrhundert durch die Satzungen der Chorknabenschule in Wells bestimmt: Drei dünnere Jungen mit ihren Köpfen nach der Kopfseite des Bettes und ein älterer Junge mit dem Kopf nach der Fußseite und mit seinen Füßen zwischen den Köpfen der anderen.›

Das wären also sogar vier! Wir brauchen jedoch nicht eigens ins Mittelalter zurückzugehen, um auf dreischläfrige Betten zu stoßen; das Elend der Flüchtlinge von gestern kann mit Beispielen dienen, und in den Armenvierteln italienischer Städte kommt zur Raumnot die Bettnot. In der Novelle *Der Zug hat schon gepfiffen* beschreibt Luigi Pirandello das triste, übervölkerte Familienleben des Buchhalters Belluca:

‹Es waren große, zweischläfrige Betten; doch leider Gottes eben nur drei. Das war ein wildes Gebalge jeden Abend. Stühle fielen um; und dazu all das Gejammer und Geschrei, weil irgendeines der Kinder im Dunkeln aus dem Bett geschlüpft war und sich zwischen den drei alten, blinden Frauen kuscheln wollte, die allein in einem Bett schliefen und sich gleichfalls jeden Abend herumzankten, weil keine von ihnen in der Mitte liegen wollte und sich sträubte, wenn die Reihe an sie kam.›

Die Szenerie erinnert an Gottfried Kellers Novelle *Die drei gerechten Kammacher* – an die drei mageren Handwerksgesellen, die einander mißtrauen, weil ein jeder von ihnen seine Ersparnisse unter einer Bodenfliese der Schlafstube verborgen hält und seinen Besitz gefährdet wähnt. Es heißt da:

‹Sie legten sich seufzend in ihr gemeinsames Bett, noch immer so still und verträglich wie drei Bleistifte. Ein und derselbe Traum schwebte allnächtlich über dem Kleeblatt, bis er einst so lebendig wurde, daß Jobst an der Wand sich herumwarf und den Dietrich anstieß. Dietrich fuhr zurück und stieß den Fridolin, und nun brach in den schlummertrunkenen Gesellen ein wilder Groll aus und in dem Bette der schreckbarste Kampf, indem sie während drei Minuten sich so heftig mit den Füßen stießen, traten und ausschlugen, daß alle sechs Beine sich ineinander verwickelten und der ganze Knäuel unter furchtbarem Geschrei aus dem Bett purzelte. Sie glaubten, völlig erwachend, der Teufel wolle sie holen, oder es seien Räuber in die Kammer gebrochen; sie sprangen schreiend auf, Jobst stellte sich auf seinen Stein, Fridolin eiligst auf seinen und Dietrich auf denjenigen, unter welchem sich bereits auch seine kleine Ersparnis angesetzt hatte, und indem sie so in einem Dreieck standen, schrien sie Zetermordio und riefen: ‹Geh fort, geh fort!›, bis der erschreckte Meister in die Kammer drang und die tollen Gesellen beruhigte. Zitternd vor Furcht, Groll und Scham zugleich krochen sie endlich wieder ins Bett und lagen lautlos nebeneinander bis zum Morgen.›

Diesem feindselig-lächerlichen Terzett möge, als Kontrast und zum Abschluß, jenes stürmisch-keusche Trio folgen, das Kurt Tucholsky in dem Büchlein *Schloß Gripsholm* schildert. So etwa könnte es im Schloß des Grafen von Gleichen zugegangen sein:

«‹Kalt ist das...» sagte ich. «Komm zu mir!» sagte die Prinzessin. «Du erlaubst doch, Billie?» Billie erlaubte. Ganz still lag ich neben der Prinzessin.

«Gestalt aus Shakespeares *Sturm*...» Allmählich rann die Wärme Lydias zu mir herüber. Mir lief etwas leise den Rücken hinunter. Billie rauchte und sah an die Decke. Ich legte meine Hand hinüber – sie nahm sie und streichelte mich sanft. Ihr Ring blitzte matt. Noch lagen wir beieinander wie junge Tiere – wohlig im Zusammensein und froh, daß wir beisammen waren: ich in der Mitte, wie geborgen. Billie fing an, in der Kehle zu knurren. «Was knurrst du da?» sagte Lydia. «Ich knurre», sagte Billie. Gestalt aus Shakespeares *Sturm*... War es das Wort? Das Wort Sturm? Wenn Bienen andre Bienen zornig summen hören, werden sie selber zornig. War es das Wort Sturm? Oben in den Schulterblättern begann es, ich dehnte mich ein ganz klein wenig, und die Prinzessin sah mich an. «Was hast du?» Niemand sagte etwas. Billie knackte mit meinen Nägeln. Wir hatten das Blatt sinken lassen. Es war ganz still.

«Gib mal Billie einen Kuß!» sagte die Prinzessin halblaut. Mein Zwerchfell hob sich – ist das der Sitz der Seele? Ich richtete mich auf und küßte Billie. Erst ließ sie mich nur gewähren, dann war es, wie wenn sie aus mir tränke. Lange, lange... Dann küßte ich die Prinzessin. Das war wie Heimkehr aus fremden Ländern.

Sturm! Als Zephir begann es – wir waren «außer uns», denn jeder war beim andern. Es war ein Spiel, kindliche Neugier, die Freude an einer fremden Brust... Ich war doppelt, und ich verglich; drei Augenpaare sahen. Sie entfalteten den Fächer: Frau. Und Billie war eine andere Billie. Ich sah es mit Staunen.

Ihre Züge, diese immer ein wenig fremdartigen Züge, lösten sich; die Augen waren feucht, ihre Gespanntheit wich, und sie dehnte sich... Der Pyjama erblühte bunt. Nichts war verabredet, alles war wie gewohnt – als müßte es so sein. Und da verloren wir uns.

Es war, wie wenn jemand lange mit seinem Bobsleigh am Start gestanden hatte, und nun wurde losgelassen – da sauste der Schlitten zu Tal. Wir gaben uns jenem, der die Menschen niederdrückt und aufhebt, zum tiefsten und höchsten Punkt zugleich... ich wußte nichts mehr. Lust steigerte sich an Lust, dann wurde der Traum klarer, und ich versank in ihnen, sie in mir – wir flüchteten aus der Einsamkeit der Welt zueinander. Ein Gran Böses war dabei, ein Löffelchen Ironie, nichts Schmachtendes, sehr viel Wille, sehr viel Erfahrung und sehr viel Unschuld. Wir flüsterten; wir sprachen erst übereinander, dann über das, was wir taten, dann nichts mehr. Und keinen Augenblick ließ die Kraft nach, die uns zueinander trieb; keinen Augenblick gab es einen Sprung, es hielt an, eine starke Süße erfüllte uns ganz, nun waren wir bewußt geworden, ganz und gar bewußt. Vieles habe ich von dieser Stunde vergessen – aber eins weiß ich noch heute: wir liebten uns am meisten mit den Augen.

«Mach das Licht aus!» sagte Lydia. Das Licht erlosch, erst die große Krone im Zimmer, dann das Lämpchen auf dem Nachttisch.

Wir lagen ganz still. Am Fenster war ein schwacher Schein. Billies Herz klopfte, sie atmete stark, die Prinzessin neben mir rührte sich nicht. Aus den Haaren der Frauen stieg ein Duft auf und mischte sich mit etwas Schwachem, was die Blumen sein mochten oder das Parfum. Sanft löste sich Billies Hand aus der meinen. «Geh», sagte die Prinzessin, fast unhörbar.

Da stand ich nebenan im Zimmer Billies und sah vor mich hin. Kikeriki – machte es ganz leise in mir, aber das war gleich vorbei und ein starkes Gefühl der Zärtlichkeit wehte zu denen da hinüber. Ich legte mich nieder.

Sprachen sie? Ich konnte es nicht hören. Ich stand wieder auf und kroch unter die Dusche. Eine süße Müdigkeit befiel mich – und ein fast zwanghafter Trieb, hinzugehen und ihnen Rosen auf die Decke... wo bekommt man denn jetzt nachts Rosen her... da ist ja – Jemand war an der Tür.

«Du kannst gute Nacht sagen!» sagte die Prinzessin. Ich ging hinein. Billie sah mich lächelnd an; das Lächeln war sauber. Die Prinzessin lag neben ihr, so still. Zu jeder ging ich, und jede küßte ich leise auf den Mund. «Gute Nacht...» und «Gute Nacht...» Kräftig rauschten draußen die Bäume. Eine Sekunde lang stand ich noch am Bett.

«Wie ist denn das alles so plötzlich gekommen?» sagte die Prinzessin leise.›

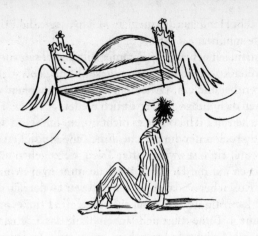

Katastrophen

Das Bett schwebte über mir
wie ein schützender Baldachin.
James Thurber

Eines Nachts stürzte der Betthimmel des Himmelbettes, in dem August der Starke schlief, auf den König herab und verletzte ihn. Als Abraham Gotthelf Kästner, Mathematiker und Sinnspruchdichter in Leipzig, davon erfuhr, rief er aus: «Gerechter Himmel!» Einem anderen königlichen Schwergewichtler, Peter dem Großen, widerfuhr das gleiche. Als er 1717 nach Brüssel kam, bestand er darauf, in dem zweihundertjährigen Himmelbett Karls V. zu schlafen. In der Nacht brach die morsche Bettstatt unter ihm zusammen; er aber setzte, auf den Polstern und Kissen, seinen Schlaf unbekümmert fort. Dem Bürgermeister von Brüssel, der am nächsten Morgen erschien und den Unfall lebhaft bedauerte, erklärte er, nie in seinem Leben habe er besser geschlafen.

Im 140. Brief der *Gefährlichen Liebschaften* von Choderlos de Laclos berichtet der Vicomte de Valmont seiner Komplizin, der Marquise de Merteuil, über den Unterricht in der Liebeskunst, den er seinem jungen Mündel erteilt.

‹Wir schliefen nicht, lagen aber in der Ruhe und Hingebung, die auf die Lust folgen, als wir plötzlich die Zimmertür sich öffnen hörten. Sogleich stürzte ich mich auf meinen Degen, ebensowohl zu meiner eigenen Verteidigung als zu der unseres gemeinsamen Mündels. Ich trete vor und sehe niemand; aber die Tür stand wirklich offen. Da wir Licht hatten, ging ich auf die Suche, fand aber keine lebende Seele. Da fiel mir ein, daß wir die gewohnten Vorsichtsmaßregeln vergessen hatten. Die nur angelehnte oder schlecht geschlossene Tür war wohl von selbst wieder aufgegangen.

Wie ich wieder zu meiner furchtsamen Gefährtin ging, um sie zu beruhigen, fand ich sie nicht im Bett. Sie war in den Raum zwischen Bett und Wand gefallen oder hatte sich dahin gerettet; kurz, sie lag dort bewußtlos hingestreckt und ohne weitere Regung als ziemlich starke Zuckungen. Stellen Sie sich meine Verlegenheit vor! Es gelang mir gleichwohl, sie wieder ins Bett zu legen und sie sogar zu sich zu bringen. Aber beim Sturz hatte sie sich verwundet und fühlte bald die Wirkung.

Nierenschmerzen, heftige Koliken, noch weniger zweideutige Anzeichen klärten mich bald über ihren Zustand auf. Um sie aber darüber zu belehren, mußte ich ihr zuerst den erklären, in dem sie vorher war, denn sie ahnte ihn gar nicht. Vielleicht hat nie eine, bis zu ihr, sich soviel Unschuld bewahrt und dabei so brav alles getan, was nötig ist, sie loszuwerden!»

In diesem lieblosen Unfallbericht macht also die kleinere Katastrophe die größere offenbar; das bedauernswerte Mädchen ist tiefer gefallen als nur vom Bett auf den Boden.

In den prächtigen Groteskfilmen, die vor dem Ersten Weltkrieg gezeigt wurden, brachen fortwährend Betten zusammen. Nicht nur das: das ganze Zimmer gab nach und stürzte ein Stockwerk tiefer, und dies wiederholte sich von Stockwerk zu Stockwerk, bis schließlich zappelnde Hausbewohner und zertrümmerte Möbel sich im Keller vereinigten.

Schlimm geht es dem Ritter Don Quijote de la Mancha, als er, in einer Schenke nächtigend, die häßliche, schmutzige Magd für eine Edeldame hält. Sie erscheint im Hemd, um sich neben ihren Freund, einen Eseltreiber, zu legen. Don Quijote greift im Dunkeln nach der Tastenden, zieht sie zu sich auf den Bettrand und richtet zärtlich-feierliche Worte an sie.

‹Der gute Eseltreiber, den seine böse Lust nicht schlafen ließ, hatte die Dirne gleich, als sie eintrat, bemerkt und lauschte sehr aufmerksam auf alles, was Don Quijote sagte. Er wurde eifersüchtig, schlich sich näher zu unseres Ritters Bett und horchte, worauf denn dies Gerede, das er freilich nicht ganz verstand, hinauswollte. Als er aber gewahr wurde, daß sein Liebchen sich gern losarbeiten wollte und Don Quijote sie mit allen Kräften zurückhielt, nahm er den Spaß übel, holte weit aus und gab dem verliebten Ritter mit voller Faust eine so schreckliche Ohrfeige auf den dürren Backen, daß ihm gleich der ganze Mund vom Blute schwamm. Nicht zufrieden damit, sprang er ihm auf den Leib und stampfte ihm von oben an bis unten, rascher als im Trab, jämmerlich auf den Rippen herum. Das Bett, das an sich schon gebrechlich war und auf schwachen Füßen stand, konnte die neue Last des Eseltreibers nicht tragen und brach mit lautem Krach zusammen.»

Doch nicht Cervantes, sondern James Thurber soll dieses Kapitel beschließen – und einfach deshalb, weil er eine Geschichte geschrieben hat, die den Titel trägt:

Die Nacht, in der das Bett zusammenbrach

Das Tollste, glaube ich, was meine Jugendzeit in Columbus, Ohio, mir zu bieten hatte, war die Nacht, in der das Bett mit Vater zusammenbrach. Diese Geschichte kann auf dem Papier nicht annähernd die gleiche Wirkung haben, wie wenn man sie vorträgt. (Man darf sie allerdings nicht, wie einige meiner Freunde mir versicherten, schon fünf-, sechsmal gehört haben.) Denn es gehört beinahe dazu, daß man mit Möbelstücken herumpoltert, daß man an Türen rüttelt und wie ein Hund bellt. Nur so eigentlich kann die merkwürdige Situation lebendig wieder erstehen und etwas Wahrhaftigkeit einer Geschichte verliehen werden, die in der Tat reichlich unglaubwürdig ist und sich dennoch zugetragen hat.

Mein Vater nämlich verfiel auf den Gedanken, eine Nacht in der Dachstube zuzubringen, um einmal irgendwo abseits zu sein, wo er seinen Gedanken nachhängen konnte. Meine Mutter war sehr dagegen: sie traute dem alten Holzbett dort nicht. Sie sagte, es sei wackelig und könne zusammenbrechen; und dann würde das schwere Kopfende Vater auf den Kopf fallen und ihn erschlagen. – Aber Vater war nicht davon abzubringen: um Viertel elf machte er die Bodentür hinter sich zu und erklomm die schmale Wendeltreppe. Später, als er ins Bett kroch, hörten wir dann ein unheilschwangeres Knarren. Großvater, der sonst, wenn er bei uns ist, in dem Dachstubenbett schläft, war vor einigen Tagen verschwunden. (In solchen Fällen blieb er gewöhnlich sechs bis acht Tage fort. Dann kam er mißgelaunt wieder, um uns zu berichten, daß die Föderierten von lauter Trotteln geführt seien und daß die Armee Potomac nicht besser dran sei als ein Zigeunerköter.)

Zu dieser Zeit hatten wir gerade Besuch von einem meiner Vettern ersten Grades, der Briggs Beall heißt und ein wenig ängstlich ist. Er meinte, er neige dazu, das Atmen zu vergessen, sobald er richtig eingeschlafen sei. Er war überzeugt, daß der Erstickungstod ihm gewiß sei, wenn er des Nachts nicht stündlich erwache. Darum hatte er sich daran gewöhnt, bis zum Morgen Stunde für Stunde einen Wecker schnarren zu lassen. Ich brachte ihn aber davon ab. Er schlief nämlich in meinem Zimmer, und ich versicherte ihm, ich hätte einen so empfindlichen Schlaf, daß ich todsicher sofort erwachen würde, wenn jemand im gleichen Raum mit mir plötzlich aufhören würde zu atmen. In der ersten Nacht stellte er mich auf die Probe – worauf ich gefaßt war – und hielt die Luft an, sobald mein regelmäßiges Atmen ihn vergewissert hatte, daß ich schlief. Ich schlief aber nicht – und rief ihn an. Das schien seine Furcht etwas zu besänftigen. Auf alle Fälle ergriff er aber doch die Vorsichtsmaßregel, sich ein Glas mit Kampferwasser auf ein Tischchen neben sein Kopfende zu stellen. Sollte ich ihn also erst wecken, wenn er schon halbwegs in eine andere Welt hinübergewechselt war, sagte er, wollte er etwas Kampfer inhalieren. Kampfer sei ein großartiges Wiederbelebungsmittel.

Briggs war übrigens nicht das einzige Familienmitglied, das einen kleinen Tick hatte. Die alte Tante Melissa Beall (die pfeifen konnte wie ein Mann: richtig auf zwei Fingern) quälte sich mit einer seherischen Gewißheit, die ihr sagte, daß sie in der South High Street den Tod finden würde, weil sie in der South High Street geboren war und in der South High Street geheiratet hatte. Und dann Tante Sarah Shoaf: Die ging niemals zu Bett, ohne von der Furcht besessen zu sein, ein Einbrecher sei in der Nähe, begierig, ihr mit Hilfe eines Röhrchens Chloroform durch die Tür zu blasen. Um diese Katastrophe von sich zu wenden, häufte sie ihren Besitz an Gold, Silber und Wertgegenständen fein säuberlich zu einem Stoß, den sie vor ihrem Schlafzimmer aufbaute und mit einem Zettel versah, auf dem zu lesen war: «Das ist alles, was ich besitze. Bitte nehmt es und gebraucht kein Chloroform, denn es ist wirklich alles, was ich habe.» Der Verlust ihres Hausschatzes bedeutete ihr wenig im Vergleich zu dem Schrecken eines Betäubungsmittels. Ebenso hatte Tante Gracia Shoaf ihren Einbrecherkomplex; nur reagierte sie mit mehr Tapferkeit. Sie war überzeugt, daß seit vierzig Jahren Abend für Abend ihr Haus von Einbrechern unsicher gemacht werde. Daß ihr noch nie etwas gefehlt hatte, war für sie kein Gegenbeweis. Sie machte Anspruch auf das Verdienst, die Unholde – ehe sie etwas hatten mitgehen lassen können –, in die Flucht geschlagen zu haben, indem sie Schuhe durch den Korridor schmetterte. Ehe sie zu Bett ging, hortete sie alle Schuhe, deren sie im Hause habhaft werden konnte, an einem Ort, wo sie sofort greifbar waren. Fünf Minuten, nachdem sie das Licht gelöscht hatte, setzte sie sich dann im Bett wieder auf und rief: «Horch!» Ihr Gatte, der seit 1903 gelernt hatte, diese Angelegenheiten zu ignorieren, schlief gewöhnlich fest. Oder tat wenigstens so. Jedenfalls reagierte er nicht auf ihr Gezupfe und Gezerre. Also erhob sie sich wieder, schlich zur Tür, öffnete sie behutsam und feuerte erst einen Schuh in die eine Richtung durch den Korridor und dann seinen Genossen in die entgegengesetzte. Manchmal verpulverte sie ihren ganzen Schuhvorrat; manchmal begnügte sie sich auch mit einigen Paaren.

Aber ich verirre mich und komme ab von den denkwürdigen Begebenheiten jener Nacht, in der das Bett mit Vater zusammenbrach. Um Mitternacht waren wir alle in unseren Betten. Die Kenntnis der Lage der einzelnen Zimmer und der Verteilung ihrer Insassen ist von Bedeutung für das Verständnis dessen, was später vor sich ging: Im Vorderzimmer der oberen Etage (genau unter Vaters Dachstubenquartier) schliefen Mutter und mein Bruder Hermann, der ab und zu im Schlafe singt. (Gewöhnlich «Marching Through Georgia» oder «Onward, Christian Soldiers».) Briggs Beall und ich hatten das Zimmer daneben und mein Bruder Roy das auf der anderen Seite der Diele dem unseren gegenüberliegende. Unser Drahthaarfox Rex schlief in der Diele. Mein Bett war ein Feldbett. Eines von den Dingern, auf denen man halbwegs bequem nur liegen kann, wenn man die beiden Seitenteile, die tagsüber herunterhängen wie die Platten eines Klapptisches, hochklappt und in die gleiche Ebene mit dem Mittelstück bringt. Wenn jedoch die Seitenteile in dieser Lage sind, tut man gut daran, sich nicht allzuweit an den Bettrand zu wälzen: das Ding klappt gern ein bißchen um und begräbt einen unter sich, wobei es einen sagenhaften Krach macht. Genau das passierte gegen zwei Uhr nachts. (Es war meine Mutter, die später, wenn wir diese Ereignisse erörterten, zuerst von «der Nacht, in der das Bett mit Vater zusammenbrach» sprach.)

Ich, der ich von jeher ein guter Schläfer und sehr schwer wachzukriegen bin (ich hatte Briggs angelogen), war mir zunächst gar nicht im klaren, was eigentlich vor sich gegangen war, als mein Eisenbett mich auf den Fußboden entlassen hatte und über mich gekippt war. Ich blieb warm eingehüllt und unverletzt; das Bett schwebte über mir wie ein schützender Baldachin. Also wurde ich gar nicht richtig wach, erreichte nur die Grenze des Bewußtseins und fiel wieder in Schlaf. Dafür aber weckte der Lärm augenblicklich meine Mutter im Zimmer nebenan, die sofort daraus folgerte, daß nun ihre schlimmsten Befürchtungen sich verwirklicht hatten: das riesige Holzbett hatte Vater unter sich begraben! So schrie sie: «Auf, zu eurem armen Vater!» Dieser Schreckensruf war es, eher als der Krach des polternden Bettes, der Hermann in seinem Zimmer aus dem Schlaf riß. Er meinte, Mutter sei aus unersichtlichen Gründen übergeschnappt. «Alles in Ordnung, Mama!» rief er, um sie zu besänftigen. So schrien sie sich gegenseitig etwa zehn Sekunden lang an: «Auf, zu eurem armen Vater!» und «Alles in Ordnung!» Darüber erwachte Briggs. Unterdes dämmerte mir, was da vor sich ging, aber ich hatte immer noch nicht begriffen, daß ich mich unter meinem Bett anstatt in ihm befand. Briggs, der unter diesen wilden Schreien der Verzweiflung und Sorge erwachte, schloß sofort, daß er am Ersticken sei und daß wir alle bemüht seien, ihn wieder zum Leben zurückzurufen. Mit einem verendenden Röcheln griff er nach dem Glas mit Kampfer am Kopfende und – anstatt zu riechen – schüttete er es über sich. Das Zimmer stank vor Kampfer. «Ughf, ahfg!» gurgelte Briggs wie einer der ertrinkt, denn er hatte tatsächlich mit Hilfe der Sintflut ätzender Flüssigkeit beinahe erreicht, seinem Atem ein Ende zu machen. Er sprang aus dem Bett und grapschte nach dem offenen Fenster, das leider ein geschlossenes war. Er schlug das Glas mit seiner Hand ein. Ich hörte es auf dem Weg unten klirren.

In diesem Moment stieß ich, bei dem Versuch, aufzustehen, auf die unfaßliche Tatsache, daß sich mein Bett über mir befand. Vom Schlaf benebelt, nahm ich nun meinerseits an, daß das ganze Getöse durch die verzweifelten Bemühungen, mich aus einer teuflischen und unerhörten Lage zu befreien, herrühre. «Holt mich hier raus!» heulte ich. «Holt mich hier raus!» Wahrscheinlich hatte ich eine albdruckartige Vorstellung, ich sei verschüttet in einem Bergwerk. «Gaff!» gackste Briggs, der in seinem Kampfer schwamm.

Unterdes versuchte Mutter unter Schreien, von Hermann mit Geschrei verfolgt, die Bodentür zu öffnen, um Vaters Leib aus den Trümmern zu bergen. Aber die Tür klemmte und gab nicht nach. Ihre wütenden Angriffe auf sie vermehrten nur noch das übrige Getöse und die allgemeine Verwirrung. Jetzt waren auch Roy und der Hund auf den Beinen. Der eine dauernd schreiend, der andere bellend. Vater, der von alledem am weitesten entfernt war und am festesten von uns allen geschlafen hatte, war nunmehr durch das Gebummere an die Bodentür erwacht. Er kam zu der Erkenntnis, daß das Haus in Flammen stehe. «Ich komme, ich komme!» wimmerte er mit verstörter, schlafbefangener Stimme. Er brauchte einige Minuten, um ganz wach zu werden. Mutter, die ihn immer noch unter dem Bett begraben glaubte, hörte in seinem «Ich komme, ich komme!» den klagenden, abgeklärten Ton eines Menschen, der sich anschickt, seinem Schöpfer entgegenzutreten. «Er stirbt!» schrie sie.

«Ich lebe!» brüllte Briggs, um sie zu beruhigen. «Ich lebe!» Er glaubte immer noch, es wäre *sein* Todeskampf, der Mutter so in Angst versetzte. Schließlich fand ich den Lichtschalter in meinem Zimmer und schloß die Tür auf und stieß gemeinsam mit Briggs zu den anderen vor der Bodentür.

Der Hund, der Briggs nie hatte ausstehen können, warf sich auf ihn – in der Annahme, er sei der Schuldige des ganzen Durcheinanders –, und Roy mußte Rex überwältigen und festhalten. Von oben hörten wir Vater aus dem Bett krabbeln. Roy riß mit einem gewaltigen Ruck die Bodentür auf, und Vater kam die Treppe herab, verschlafen und verwirrt, aber gesund und wohlbehalten. Meine Mutter fing an zu weinen, als sie seiner ansichtig wurde. Rex heulte.

«Was um Himmels willen geht hier vor?» fragte Vater.

Wie ein phantastisches Puzzlespiel ließ sich schließlich der gesamte Vorgang rekonstruieren. Vater holte sich einen Schnupfen infolge des Barfußlaufens, aber sonst hatte die Sache kein schlimmes Nachspiel. «Wie gut», sagte Mutter, die allem eine gute Seite abgewinnt, «daß euer Großvater nicht da war.»

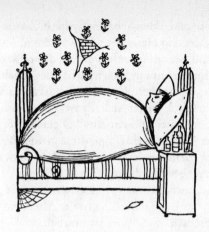

Das Krankenbett

Das Leben gleicht einem Hospital,
in dem jeder Kranke von dem Wunsch besessen ist,
das Bett zu wechseln.
Charles Baudelaire

Rückt man den Leitwörtern unseres Buches etymologisch zu Leibe, so ergeben sich beachtenswerte Verknüpfungen. Wer würde annehmen, daß unser Wort «liegen» mit dem französischen «lit» zusammenhängt?

Es ist aber so. *Lit*, im 16. Jahrhundert noch *lict* geschrieben, hat sich aus dem lateinischen *lectus* entwickelt; in jener rekonstruierten Ursprache, die man Indogermanisch nennt, heißt *leghiō*: ich liege. Es hat also durchaus Sinn, wenn man das Bett oder die Couch «Liege» nennt. Ob die Griechen auf dem *lektron* geschlafen und auf der *kliné* nur geruht haben oder *auch* geschlafen haben, ist noch umstritten, wahrscheinlich deshalb, weil die Grenzen zwischen Ruhen, Halbschlaf (Nickerchen) und Schlaf verschwimmen. Das Wort *klinē* bezeichnete aber nicht nur das Bett zum Ruhen und zum Essen, sondern auch die Matratze, die Sänfte und später auch das Krankenbett. *Klinikē technē* hieß die ärztliche Kunst, und daraus haben spätere Zeiten das Wort Klinik gebildet: ein Haus mit Krankenbetten.

Damit sind wir auf den Gegenstand dieses Kapitels geraten und befinden uns zugleich in der Verlegenheit, entscheiden zu müssen, welchem Gewährsmann wir das Wort erteilen. Verführerisch bietet sich Ernst Penzoldt an, der als Mediziner, Sanitäter und Patient über eine unvergleichliche Krankenbett-Praxis verfügt und diese in dem Büchlein *Der dankbare Patient* niedergelegt hat. Dort findet sich beispielsweise eine Stelle über das Essen im Bett:

‹Dieses ist noch nicht zur vollen Zufriedenheit gelöst. Das accumbare, das Bei-Tische-Liegen der Alten, wollte mir nie recht einleuchten. Gewiß, es ist herrlich, im Bett zu frühstücken, den Kaffee oder die Schokolade ans Bett gebracht zu bekommen und zwischenhinein die Post zu öffnen. Aber angenehm zu Mittag essen kann man nicht im Bett. Der ideale Bett-Tisch ist noch nicht erfunden. Eine geeignete Körperhaltung ohne unnatürliche Anspannung der Bauchmuskulatur, den richtigen Abstand für ein müheloses Zusichnehmen der Speisen wenigstens annähernd herbeizuführen, ist nicht leicht. Für diesen wichtigen Akt wäre ein verstellbares Bett, darin man während der Mahlzeit natürlich und entspannt, etwa wie in einem Lehnstuhl säße, vonnöten. Nach dem Essen gar, das man von der Seite her einnimmt, wobei man sich mühsam auf den Ellenbogen stützt, sinkt man meist ziemlich erschöpft in die Kissen zurück.›

Man merkt: hier spricht ein Kenner. Doch wäre es Unrecht, Penzoldts Schrift auszuplündern; lieber sei dem Leser empfohlen, sie sich zu beschaffen und sie zu lesen; er wird es nicht bereuen.

Der Herausgeber des Buches, das Sie in der Hand halten, verfügt über keine große Krankenbett-Erfahrung. Er kann sich nur darauf entsinnen, daß seine Fieberträume vornehmlich von schwellenden, aufquellenden Formen handelten und daß seine apathische Phantasie gern optische Spiele trieb. Darüber weiß Lichtenberg, der das Bett, die Räucherkerzen und die Lichtputzscheren liebte, Näheres zu vermelden:

‹Im folgenden Jahre legte mich ein kleines Flußfieber in ein Bett, das einen schrägen Himmel hatte, durch dessen nicht gar dichtes Gewebe, das noch dazu aus ungleichen Fäden bestand, die weiße Wand hindurchschien. Hier zeigte sich eine unzählige Menge der seltsamsten und drolligsten Gesichter. Ich konnte in einer Fläche, die kaum so groß als ein Quartblatt war, über hundert herausbringen, und jedes hatte mehr Ausdruck und Eigentümlichkeit, als sonst in den gezeichneten Gesichtern anzutreffen ist. Wenn ich einen Kopf hatte, so nahm ich seinen Mund zum Auge, und im Augenblick stand ein neuer da, der mich bald anlächelte, bald anfletschte; ein dritter lachte mich aus und ein vierter blickte mich höhnisch an. Es ist unmöglich, alle die hustenden, niesenden und gähnenden Stellungen zu beschreiben.›

Was Lichtenberg als Patient entdeckte, hat Leonardo da Vinci bei voller Gesundheit beobachtet. Ein wenig verschämt trägt er es vor:

‹Ich kann nicht umhin, eine neue Spielart der Phantasie zu berichten, die zwar unbedeutend scheinen mag und fast lächerlich, die aber trotzdem sehr nützlich darin ist, den Geist zu Erfindungen anzuregen. Es handelt sich um folgendes. Wenn du allerlei altes Gemäuer beschaust, das mit Flecken bedeckt ist oder aus verschiedenerlei Material besteht; so kannst du da beliebige Szenerien erfinden. Du wirst Ähnlichkeiten mit verschiedenen Landschaften bemerken, mit Bergen, Flüssen, Felsen, Bäumen, du wirst Ebenen und große Täler und Hügel sehen in wechselvoller Art. Auch wirst du dort allerlei Schlachten sehen und lebhafte Gebärden von Figuren, sonderbare Gesichter und Trachten und unendlich viele Dinge, die du in eine gute und vollkommene Form bringen kannst.›

Ob krank oder nicht: Lichtenberg und Leonardo unterscheiden sich nur darin, daß der Göttinger Menschenforscher im Gewebe des Betthimmels Gesichter entdeckte, während der italienische Naturmagier in altes Gemäuer Landschaften und Schlachten hineinsah. Vierhundert Jahre später haben die Surrealisten Leonardos Verfahren übernommen: indem sie aus zufälligen Augenreizen, aus unbewußtem Spiel Kunst zu machen trachteten. Sie werteten ihre Halbträume aus, nicht anders als die Feuilletonisten aus kleinen Begebenheiten ihres Lebens Gewinn ziehen. Mitunter aber wird blankes Gold daraus – so im Falle des englischen Feuilletonisten Charles Lamb. Dem Umstand, daß er einmal auf der Nase lag, verdanken wir eine meisterhafte Darstellung des Kranken und des Genesenden. Sie heißt:

Der Rekonvaleszent

Eine ziemlich heftige Unpäßlichkeit, die sich unter dem Namen eines Nervenfiebers meiner bemächtigt und mich seit einigen Wochen zum Gefangenen gemacht hat, weicht nun allmählich von mir; mein Kopf ist aber noch immer unfähig, sich mit irgend etwas anderem zu beschäftigen als mit ihr. Erwarte daher in diesem Monat keine gesunden Gedankengänge von mir, Leser; ich kann dir nur Träumereien eines Kranken bieten.

Kranksein hat ja überhaupt etwas Traumhaftes. Bei hellichtem Tag im Bett zu liegen, die Vorhänge zuzuziehen, die Sonne auszusperren und alles, was unter ihr vorgeht, völlig zu vergessen, völlig unempfindlich zu werden für alle Lebensregungen, außer für den *einen* schwachen Pulsschlag – ja, was ist denn das anderes als Traum? Ein köstlicher Traum!

Wenn es eine Stätte wahrhaft königlicher Einsamkeit gibt, so ist das ein Krankenbett. Wie herrscht der Patient da unumschränkt, wie läßt er jeder Laune freies Spiel! Wie gebieterisch geht er mit seinen Kissen um – quetscht, pufft, schiebt, schleudert, haut und knetet sie nach den ständig wechselnden Bedürfnissen seiner fiebrigen Schläfen.

Er wechselt öfter als ein Politiker von einer Seite zur anderen. Bald liegt er in voller Länge ausgestreckt, bald in halber, bald schräg, bald quer, Kopf und Füße überkreuz zum Bett, und keiner beschuldigt ihn des Wankelmuts. Innerhalb des Bettes ist er alleiniger Machthaber. Wie Krankheit doch die Dimensionen eines Menschen in seinen eigenen Augen verändert! Er selber ist der ausschließliche Gegenstand seines Interesses. Höchste Selbstsucht ist jetzt die einzige Pflicht und soviel wie beide Gesetzestafeln für ihn. Er hat nichts zu denken als daran, wie er gesund wird. Was außerhalb der Türen vor sich geht, oder auch innerhalb, sofern er sie nicht knarren hört, berührt ihn nicht.

Vor kurzem noch war er höchst besorgt um den Ausgang eines Prozesses und lief um seines Freundes willen zu fünfzig Stellen in der Stadt auf einmal, hier einen Zeugen aufrüttelnd, dort einen Verteidiger anspornend. Gestern nun sollte die Verhandlung beginnen. Das Ergebnis ist ihm so vollkommen gleichgültig, als ob es sich um einen Fall handelte, der in Peking spielt. Mag sein, daß er zufällig aus einem gar nicht für seine Ohren bestimmten Geflüster, das im Hause umgeht, soviel heraushört, daß es gestern vor Gericht schlecht ging und daß sein Freund ruiniert sei. Aber das Wort «Freund» und das Wort «ruiniert» bleiben leerer Schall für ihn. Er hat an nichts zu denken als an sein eigenes Befinden und wie es sich bessern könnte.

Welch eine Welt anderer Sorgen versinkt in dieser einen allbeherrschenden!

Er hat die starke Rüstung der Krankheit angelegt, er ist in das dicke Fell des Leidens gehüllt; er spart sein Mitgefühl wie einen erlesenen Jahrgang kostbaren Weins hinter Schloß und Riegel für seinen eigenen Gebrauch auf.

Da liegt er und stöhnt und jammert sich selber etwas vor; er vergeht vor Mitleid mit sich, die Eingeweide schmelzen ihm bei dem Gedanken daran, was er leidet; er schämt sich nicht, über sich selbst zu weinen.

Er sinnt ständig darauf, wie er sich etwas Gutes antun

könnte, und klügelt sich allerhand kleine Kriegslisten und Erleichterungen aus.

Er macht möglichst viel aus sich selber, indem er sich im Geiste in ebenso viele Individuen zerteilt, als er wunde und wehe Körperteile hat. Manchmal grübelt er über seinen armen schmerzenden Kopf nach wie über etwas von ihm Abgesondertes und über diesen dumpfen Druck, der die ganze letzte Nacht im Wachen oder Halbschlaf wie ein Bleiklotz oder ein handgreiflicher Klumpen Schmerz darin lag, so daß es schien, als könnte er nur dadurch entfernt werden, daß man den Schädel öffnete und ihn herausnahm. Oder er bemitleidet seine langen, feuchtkalten, abgemagerten Finger oder überhaupt sein ganzes Ich von oben bis unten, und sein Krankenlager ist geradezu eine hohe Schule der Menschenliebe und des Zartgefühls.

Er ist sein eigener Erbarmer und fühlt instinktiv, daß kein anderer dieses Amt so gut für ihn versehen kann. Auf Zuschauer bei seiner Tragödie legt er keinen Wert. Einzig das regelmäßig mit dem Glockenschlag auftauchende Gesicht der alten Pflegerin, das ihm das Nahen seiner Fleischbrühe und seiner Stärkungstränkchen verkündet, ist ihm willkommen. Er mag es gern, weil es so unbewegt ist und weil er vor ihm sein fiebriges Lamento so rückhaltlos von sich geben kann wie vor seinem Bettpfosten.

Für das Tun und Treiben der Welt ist er abgestorben. Die Berufe und Beschäftigungen der Menschen liegen für ihn im Nebel; einen schwachen Schimmer davon bekommt er nur, wenn der Arzt zu seiner täglichen Visite erscheint; und selbst in den Linien dieses angestrengten Gesichts liest er nicht von der Sorge und Mühe um die vielen anderen Patienten, sondern denkt immer nur an sich als an den einzigen Kranken auf dieser Welt.

Haushaltsgeräusche berühren ihn nicht. Das schwache Summen, das von dem Leben im Hause zu ihm dringt, wirkt einlullend auf ihn, da er nicht genau weiß, was es ist. Er weiß und denkt überhaupt nichts. Die Schritte der Bedienten, die über die entlegene Treppe hinauf und hinab wie auf Samt schleichen, halten sein Ohr auf gelinde Art wach und beunruhigen ihn nicht, solange er selbst es bei ganz dämmrigen Mutmaßungen über den Zweck dieses Hin und Her bewenden läßt. Genaueres Wissen wäre eine zu schwere Belastung, schärferes Kombinieren eine zu große Anstrengung für ihn. Beim gedämpften Anschlagen des umwickelten Haustürklopfers öffnet er die Augen nur schwach und schließt sie wieder, ohne zu fragen: «Wer war das?» So ganz allgemein zu wissen, daß man sich nach seinem Befinden erkundigt, schmeichelt ihm, aber die Namen der Anfragenden zu erfahren, darauf legt er keinen Wert. In der Stille und dem ehrfürchtigen Schweigen des Hauses liegt er auf seinem Paradebett und fühlt sich in seiner Oberherrlichkeit.

Kranksein heißt monarchische Vorrechte genießen. Vergleiche den lautlosen Schritt und die leise, seine Wünsche ihm von den Augen ablesende Art, wie er bedient wird, mit dem gleichgültigen Benehmen, dem rücksichtslosen Aus und Ein (mit Türenschlagen oder -offenlassen) ebenderselben Betreuer, sobald es ihm ein wenig besser geht – und du wirst zugeben, daß der Wechsel von dem Bett (oder laß mich lieber sagen, dem Thron) der Krankheit zu dem Lehnstuhl der Rekonvaleszenz ein Sturz von der Höhe ist, der einer Absetzung gleichkommt.

Wie läßt die Genesung den Menschen zu seiner vormaligen Statur einschrumpfen! Wo ist jetzt der Raum, den er eben noch in den Augen der Seinigen einnahm?

Der Schauplatz seiner königlichen Hoheitsrechte, sein Krankenzimmer, das sein Audienzimmer war, wo er lag und den Launen seiner Willkür frönte – wie ist es nun heruntergekommen und wieder zur ganz gewöhnlichen Schlafstube geworden! Das Bett selbst, jetzt schön ordentlich hergerichtet, wirkt kleinlich und nichtssagend. Es wird jeden Tag gemacht. Wie ungleich dem wogigen, vielzerfurchten, ozeanischen Anblick, den es noch vor so kurzer Zeit bot, als man noch nicht daran dachte, es öfter als alle drei bis vier

Tage in Ordnung zu bringen, wobei der Patient mit Weh und Ach für eine kleine Weile sich herausheben lassen mußte, um den lästigen, seinem geschwächtem Adam so zuwideren Anforderungen von Sauberkeit und Anstand zu genügen, und dann wieder hineingehoben werden mußte, für drei bis vier Tage Schonzeit, während der er es aufs neue zerwühlen und zerzappeln konnte, da denn jede frische Furche ein historisches Dokument war von der Veränderung einer Lage, einem ruhelosen Sichumwälzen, einem fieberhaften Suchen nach ein wenig Erleichterung und die verschrumpfte Haut kaum eine eindringlichere Sprache redete als die zerknüllte Bettdecke.

Verstummt sind diese mysteriösen Seufzer – diese dumpfen Jammerlaute –, die um so schreckenerregender waren, als wir nicht wußten, aus welchen verborgenen Höhlen ungeheuren Leidens sie hervorquollen. Die vielköpfige Hydra der Qualen ist tot, das Rätsel der Krankheit gelöst.

Vielleicht daß ein Restchen seines Königstraums in den immer noch andauernden Visiten des ärztlichen Betreuers fortlebt. Aber wie hat sich auch der verändert! Ist das wirklich noch derselbe – dieser Mann der leeren Geschwätzigkeit, des Klatsches, der Histörchen und Witze – nur nicht der Heilkunst –, ist das wirklich derselbe, der jüngst noch zwischen den Kranken und seinen grausamen Feind trat wie ein feierlicher Abgesandter der als erhabene Mittlerin eingreifenden Natur? – Pah! Ein altes Weib ist das.

Dahin nun alles, was der Krankheit Würde und Größe verlieh – der ehrfürchtige Bann, der über dem ganzen Hause lag – die wüstenähnliche Stille bis in die innersten Räume – die stumme Betreuung – das Fragen nur mit Blicken – die noch zarteren Aufmerksamkeiten der Selbstbeobachtung – das einzig und allein auf das eigene Ich gerichtete Leidensauge – alle Weltgedanken ausgeschlossen – der Mensch eine Welt für sich – sein eigener Schauplatz – – –

Ach, und zu welcher Winzigkeit ist er nun zusammengeschnurrt!

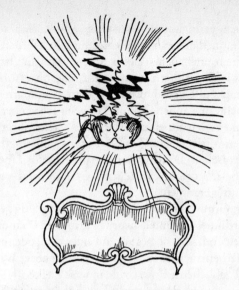

Angst und Tod

Hast du zur Nacht gebetet, Desdemona?
Shakespeare

Die Wikinger wollten nicht im Bett sterben, der «Strohtod» galt ihnen als schimpflich. Heute, glaube ich, wären mehr als neun Zehntel der Menschheit zufrieden, wenn sie vorauswüßten, daß ihnen ein ziviler Tod im Bett bestimmt sei.

Das Bett ist ein Ort der Geborgenheit, aber auch ein Ort der Angst, denn der einsam Ruhende ist schwarzen Nachtgedanken, Gespenstern und Todesahnungen ausgeliefert. Frau von Montespan, einst die Geliebte Ludwigs XIV., dem sie sieben Kinder gebar, verbrachte einen düsteren Lebensabend. Ihr Grauen vor dem Tode war so groß, daß sie mehrere Frauen dafür bezahlte, nachts bei ihr zu wachen. Sie schlief mit offenen Bettvorhängen, das Zimmer von vielen Kerzen beleuchtet, umgeben von ihren Hüterinnen. Wenn sie aus dem Schlaf auffuhr, wollte sie Gesellschaft haben und plaudern können.

Ähnlich verhielt sich Frau Annenkow, eine russische Aristokratin, die im Rokoko lebte und durch ihren Urgroßvater, einen unehelichen Sohn Karls I. von England, eine Stuart war. Sie schlief nie im Bett, sondern stets in großer Balltoilette auf einem Diwan, vor dem zwei Marmorvasen mit Leuchtern standen. Kammerfrauen mußten bei ihr wachen, und es war ihnen untersagt, das Mieder ihrer Herrin zu lockern. Es war jene Zeit des Lebensgenusses, die einen halb-heroischen Dandyismus heranzüchtete. Über diese Zeit ließ sich die Schriftstellerin George Sand von ihrer Großmutter erzählen:

«Dein Großvater war schön, elegant, sorgfältig gekleidet, fein, parfümiert, munter, liebenswürdig, zärtlich und froh bis an den Tod. Man zog es vor, auf einem Ball oder im Theater zu sterben, nicht in seinem Bett zwischen vier Wachskerzen und häßlichen schwarzen Männern.»

Aber nicht jedermann war gegen Furcht gefeit. Saint-Simon berichtet in seinen Memoiren:

‹Eine vornehme Dame bediente sich ihres Bettes als Schutz gegen Blitze. Wenn es gewitterte, kroch sie auf allen vieren unter ihr Lit de Repos und befahl all ihren Bedienten, sich aufs Bett zu legen, damit ein niederfahrender Blitzstrahl zuerst jene treffe, bevor er zu ihr gelange.›

Die Dame kroch also unters Bett, weil Gefahr von oben drohte. Umgekehrt haben Leute, die im Bett liegen, häufig Furcht, es verberge sich jemand unterm Bett, ein Einbrecher oder ein Mörder, und dieses Thema nutzen die Witzzeichner aller Nationen weidlich aus. Doch der Mann unterm Bett muß ja nicht unbedingt Raub oder Mord – er kann auch andere Dinge im Sinne haben. Der boshafte Tallemant des Réaux, Verfasser der *Historiettes* um 1660, erzählt das lächerliche Abenteuer eines Adligen, der sich in die schöne Herzogin von Montbazon verliebt hatte:

‹Herr von Hocquincourt hatte eine ihrer Kammerfrauen für sich gewonnen und kroch eines Abends unter das Bett der Schönen. Zum Unglück war der Ehemann bei Stimmung und legte sich zu seiner Frau. Er hatte kleine Hunde, Spaniels, die alsbald den Galan witterten und solchen Lärm machten, daß er gezwungen war, hervorzukommen. Nicht übel für einen Dummkopf redete er sich heraus. «Meiner Treu», sagte er. «Herr Herzog, ich hatte mich versteckt, um zu sehen, ob Sie ein so braver Kerl sind, wie es allgemein heißt.»

In Dostojevskijs Humoreske *Die fremde Frau und der Mann unter dem Bett* spürt das Schoßhündchen der jungen Hausfrau sogar *zwei* Männer auf, die unter dem Bette liegen, und wird von einem derselben erwürgt. Die Komik der Geschichte liegt darin, daß die beiden Männer gleichsam aus Versehen unter das fremde Ehebett geraten sind, weil sie sich im Stockwerk geirrt haben, und daß der Hundemörder beileibe kein Wüstling, sondern ein älterer, eifersüchtiger Ehemann ist, der seiner untreuen Frau nachspioniert.

Ganz unbegründet ist die Bettangst nicht, denn es sind ja schon genug Leute im Bett ermordet worden. Das Alte Testament meldet, daß Judith den Holofernes im Bett ermordete, daß Jael dem schlafenden Sisera einen Nagel durch den Kopf trieb. Im Jahre 1483 wurden die beiden Söhne Eduards IV. von gedungenen Schergen, in Shakespeares *Othello* wird Desdemona von dem Mohren mit einem Kissen erstickt. Shakespeares Drama geht auf die Novelle *Der Mohr von Venedig* des Cinzio Giraldi zurück; dort erschlägt «der Fähnrich» (der spätere Jago) die unschuldige Desdemona mit einem Strumpf, der mit Sand gefüllt ist. In dem Stück *Heinrich V.* beschreibt Frau Hurtig den Tod Falstaffs:

«Just zwischen zwölf und eins fuhr er ab, gerade wie es zwischen Flut und Ebbe stand; denn wie ich ihn die Bettlaken zerknüllen sah und mit Blumen spielen und seine Fingerspitzen anlächeln, da wußte ich, daß ihm der Weg gewiesen sei; denn seine Nase war so spitz wie eine Schreibfeder, und er faselte von grünen Wiesen. Nun, Sir John? sagte ich; ei Mann, seid guten Muts! damit rief er aus: Gott! Gott! Gott! ein Stücker drei oder vier Mal. Ich sagte, um ihn zu trösten, er möchte nicht an Gott denken, ich hoffte, es täte ihm noch nicht not, sich mit solchen Gedanken zu plagen. Damit bat er mich, ihm mehr Decken auf die Füße zu legen. Ich streckte meine Hand in das Bett und befühlte sie, und sie waren so kalt wie ein Stein, darauf fühlte ich seine Knie, und so immer weiter und weiter hinauf, und alles war so kalt wie ein Stein.»

Und nun noch, da wir vom Tode reden, den Schluß der schönen Liebesnovelle *Das unglückliche Brautpaar* von Bandello:

‹Die Musik war verstummt, der Lärm der jauchzenden Gäste verklungen. Das Brautgemach, mit Blumen geschmückt und von sanftem Dämmerlicht umflossen, nahm das glückliche Paar auf. Eine schwüle, drückende Hitze. Antonio öffnete das Fenster. Das Mondlicht quoll dunkelsüß herein, balsamische Düfte stiegen aus den nahen Gärten, das Meer rauschte sanft bewegt, und tausend Sterne tanzten in den Wellen. Mitternacht war vorüber, als die zwei neuen Gatten sich niederlegten. Sie küßten und umarmten sich feurig und tranken die lang ersehnte Lust in vollen, entzückenden Zügen. Doch waren sie noch nicht eine Stunde zu Bett, als sich ein wilder Sturm erhob. Furchtbare Donner rollten, Schlag auf Schlag, flammende Blitze folgten dem zurückgetretenen Windessturm. Ein zuckender Blitzstrahl! – Ein furchtbarer Schlag – die beiden Liebenden wurden von der Gewalt des Flammenstrahls berührt und so getroffen, daß man sie eng umschlungen, ohne ein Zeichen des Lebens im Bette fand.›

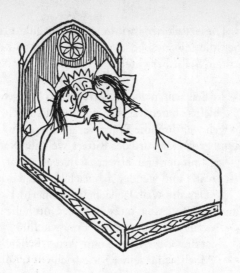

Seltsame Bettgefährten

Der greise König David nahm junge Frauen zu sich ins Bett, damit ihr heißes Blut ihn wärme, und vor Zeiten, als Jung und Alt beisammen schliefen, herrschte der Glauben, die Lebenskraft der Kinder teile sich wie ein verjüngendes Elixier den älteren Personen mit. Aber das ist nichts Seltsames. Seltsam ist auch nicht, daß Franz I. von Frankreich mit dem Admiral Bonnivet das Lager teilte, daß Liselotte von der Pfalz ihre «Hündcher» als Wärmekissen benutzte und daß bei vielen Fürsten die Hofzwerge mit zu Bett lagen, denn im Mittelalter und auch später war das Bett ein mehrschläfriges Möbel, ein Familien-Lager. Mit jemandem das Nachtlager zu teilen, galt als Auszeichnung oder Versöhnung. Nachdem der Prince de Condé und der Herzog von Guise sich 1562 in der Schlacht von Moncontour hart bekämpft hatten, schliefen sie im selben Bett, der Sieger und der Unterlegene.

Im 14. Jahrhundert schrieb Geoffrey Chaucer die *Canterbury Tales*, ein Hauptwerk der anglo-normannischen Literatur. Diese Rahmenerzählung enthält eine Geschichte, die über die Zwangsehe eines jungen Artus-Ritters mit einem alten Weibe berichtet:

> Er ließ sich in der Stille trau'n am Morgen,
> hielt sich den Tag wie eine Eule häuslich,
> so weh war ihm; die Braut war gar zu scheußlich.
> Und groß erst ward des Ritters Weh zur Nacht,
> als mit der Frau er war zu Bett gebracht.
> Er wälzt und wendet sich nach hier und dort.
> Das alte Weib lag lächelnd immerfort
> und sprach: «Mein teurer Mann, Gott helfe mir.
> Tut jeder Ritter einer Frau wie Ihr?
> Ist dies Gesetz bei König Artus' Schar?
> Macht jeder seiner Ritter sich so rar?»

In dem Wal-Roman *Moby Dick* von Herman Melville muß der junge Matrose Ismael im Wirtshaus das Bett mit einem Harpunier teilen. Er kennt den Mann nicht, er weiß nur, daß es ein Südseeinsulaner ist, der mit Menschenköpfen handelt, ein «Kannibale», und erwartet, im Bett liegend, voller Unruhe den Nachtgefährten. Als er fast eingeschlafen ist, tritt der Eingeborene ein, ein furchterregender Kerl, der über und über tätowiert ist. Zunächst verrichtet der Harpunier (der sich allein glaubt) vor einem kleinen Götzenbild, das er aus der Tasche zieht, einen feierlichen Gottesdienst. Dann nimmt er einen Gegenstand, den Ismael zuerst für einen Tomahawk hält, der aber eine Pfeife ist, entzündet den Tabak und pafft mächtige Rauchwolken in die Luft.

‹Im nächsten Augenblick war das Licht aus, und mit seinem Tomahawk zwischen den Zähnen sprang der wilde Menschenfresser zu mir ins Bett. Ich schrie auf, jetzt konnte ich nicht mehr anders. Er grunzte verwundert und begann zu merken, daß ich da war.

Was ich gestammelt habe, weiß ich nicht. Jedenfalls rollte ich mich von ihm weg gegen die Wand und beschwor ihn, wer und wes Geistes Kind er auch sei, er möge still liegen und mich aufstehen lassen, damit ich Licht machen könne. Die Kehllaute, die er mir zur Antwort gab, überzeugten mich sogleich, daß er mich nur unzureichend verstand.

«Wer-rr Teufel du?» sagte er endlich. «Sag was-rr – verdam-rr, sonst dich totschlag-rr», und schon fuchtelte der qualmende Tomahawk im Dunkeln um mich herum.

«Herr Wirt, um Himmels willen!» schrie ich. «Wirt! He! Engel Gottes! Hilfe!»

«Sag, was-rr! Sag-rr wer du sein, sonst totschlag-rr!» knurrte der Menschenfresser von neuem, während bei dem abscheulichen Gefuchtel mit dem Tomahawk die heiße Tabakasche um mich herstob, daß ich fürchtete, mein Nachtzeug würde Feuer fangen. Doch Gott sei gelobt! In diesem Augenblick kam, ein Licht in der Hand, der Wirt zur Kammertür herein, und mit einem Satz war ich aus dem Bett und stand bei ihm.

«Bloß keine Angst», sagte er. «Der Quiqueg hier krümmt Ihnen kein Haar.»

«Lassen Sie das Grinsen!» fuhr ich ihn an. «Warum haben Sie mir nicht gesagt, daß dieser Satan von einem Harpunier ein Kannibale ist?»

«Ich denke, das wissen Sie längst. Ich hab' Ihnen doch gesagt, daß er mit Köpfen von Haus zu Haus handeln geht in der Stadt. Nun aber marsch in die Koje; schlafen Sie gut! Hör mal, Quiqueg – du mich kennen, ich dich kennen – der Mann hier mit dir schlafen – verstanden?»

«Verstanden ganz gut», grunzte Quiqueg, setzte sich im Bett auf und paffte vor sich hin.

«Du einsteig-rr», sagte er noch, winkte mir mit dem Tomahawk und schlug die Decke zurück. Das alles geschah nicht nur auf eine ganz menschliche, sondern auf wirklich menschen-freundliche Art und Weise. Einen Augenblick blieb ich noch stehen und schaute ihn mir an. Trotz all der Tätowierungen war es eigentlich ein ganz sauberer, nett aussehender Menschenfresser. Wie hab' ich mich nur albern angestellt, dachte ich bei mir – der Kerl ist ein Mensch so gut wie ich und hat nicht minder Grund, bange zu sein. Lieber will ich mit einem nüchternen Menschenfresser zusammen schlafen als mit einem betrunkenen Chinesen.

«Herr Wirt», begann ich, «sagen Sie ihm, er soll seinen Tomahawk ausmachen, oder seine Pfeife, oder wie man's nennen soll. Kurz, das Rauchen soll er lassen. Ich mag nicht, wenn jemand bei mir im Bett raucht. Das kann gefährlich werden, und ich bin nicht versichert.»

Quiqueg tat auf der Stelle, wie ihm geheißen, und lud mich nochmals mit höflicher Handbewegung zu sich ein, rollte sich auch ganz auf die andere Seite, als wollte er mir bedeuten: ich tu dir gewiß nichts.

«Gute Nacht, Herr Wirt», sagte ich, «Sie können nun gehen.»

Ich kroch ins Bett und habe in meinem Leben nicht so gut geschlafen wie damals.

Als ich beim Morgengrauen erwachte, lag Quiquegs Arm liebevoll und zärtlich quer über meiner Brust, beinahe als wäre ich seine Frau.›

Der Matrose Ismael ist, es läßt sich nicht leugnen, sehr viel furchtsamer als der junge Bursch in dem Grimmschen Märchen *Von einem, der auszog, das Fürchten zu lernen*. Er ist eben keine Märchenfigur, sondern ein Mensch und ungewohnt, mit tätowierten Insulanern in einem Bett zu schlafen. Der Fürchtenichts bei Grimm legte bekanntlich in einem Schloß nächtliche Mutproben ab. Es heißt dort:

‹In der dritten Nacht setzte er sich wieder auf seine Bank und sprach ganz verdrießlich: «Wenn es mir nur gruselte!» Als es spät ward, kamen sechs große Männer und brachten eine Totenlade hereingetragen. Da sprach er: «Haha, das ist gewiß mein Vetterchen, das erst vor ein paar Tagen gestorben ist», winkte mit dem Finger und rief: «Komm, Vetterchen, komm!» Sie stellten den Sarg auf die Erde, er aber ging hinzu und nahm den Deckel ab: da lag ein toter Mann darin. Er fühlte ihm ans Gesicht, aber es war kalt wie Eis. «Wart», sprach er, «ich will dich ein bißchen wärmen», ging ans Feuer, wärmte seine Hand und legte sie ihm aufs Gesicht, aber der Tote blieb kalt. Nun nahm er ihn heraus, setzte sich ans Feuer und legte ihn auf seinen Schoß und rieb ihm die Arme, damit das Blut wieder in Bewegung kommen sollte. Als auch das nichts helfen wollte, fiel ihm ein: «Wenn zwei zusammen im Bett liegen, so wärmen sie sich», brachte ihn ins Bett, deckte ihn zu und legte sich neben ihn. Über ein Weilchen ward auch der Tote warm und fing an sich zu regen. Da sprach der Junge: «Siehst du, Vetterchen, hätt ich dich nicht gewärmt!» Der Tote aber hub an und rief: «Jetzt will ich dich erwürgen!» – «Was?» sagte er, «ist das mein Dank? Gleich sollst du wieder in deinen Sarg», hub ihn auf, warf ihn hinein und machte den Deckel zu; da kamen die sechs Männer und trugen ihn wieder fort. «Es will mir nicht gruseln», sagte er, «hier lerne ich's mein Lebtag nicht!»

Mit dem toten «Vetterchen», das den Helden gern erwürgen möchte, sind wir in die Nachbarschaft des Albs, der Nachtmahr und des Vampirs geraten – bösen Nachtgespenstern, die den Schläfer bedrücken, quälen oder ihm gar das Blut aussaugen. Zu ihnen zählen auch die Incubi und Succubi: sie pflegen geschlechtlichen Umgang mit dem Schläfer oder der Schläferin, entweder gegen deren Willen oder mit ihrem vollen Einverständnis. Diese «Buhlteufel» sind eine Erfindung der spätjüdischen Gnostiker. Als ihr Oberhaupt galt Lilith, Adams erste Frau, die Erzzauberin, und der von den Mönchen geschürte Hexenglaube des Mittelalters und der Renaissance hat zu seiner Zeit dem männlichen Incubus und dem weiblichen Succubus erneut eine unheimliche Wirklichkeit verliehen. Dies zu zeigen, zitieren wir zwei Fälle, die Görres in seinem Werk *Die christliche Mystik* anführt. Der erste geht auf einen Bericht des Teufelaustreibers Brognoli zurück:

‹Im Jahre 1643 reiste ich auf Befehl meiner Obern an einen Ort, um ein zwanzigjähriges Mädchen, das von einem Incubus geplagt wurde, zu befreien, und ging mit ihrem

Beichtvater zu ihr in die Wohnung. Kaum hatten wir das Haus betreten, als der Dämon, der eben im Werk war, sogleich abließ. Ich redete nun zu ihr, und sie legte mir alles, was der Dämon mit ihr vorzunehmen pflegte, klar und deutlich aus. Aus diesem Bericht begriff ich bald, daß sie, obgleich sie leugnete, dem Dämon doch eine direkte Beistimmung gegeben hatte. Denn wenn sie seine Nähe durch Erweiterung der affizierten Teile und den heftigen Kitzel fühlte, dann nahm sie ihre Zuflucht nicht zum Gebete; sie rief nicht Gott und die Jungfrau zu Hilfe, nicht den Engel ihrer Keuschheit, sondern sie eilte gleich zu ihrem Zimmer, und legte sich zu Bette, damit also der Böse bequemer und angenehmer sein Geschäft verrichten konnte.›

Ein trauriger Fall – weniger für das Mädchen als für den Teufelaustreiber, der seine Patientin mit dem Übel verbündet sieht. Deshalb wollen wir, als Gegengift, sogleich ein anderes Vorkommnis berichten, das ein Engländer namens Barnelt aus nächster Nähe miterlebt hat:

‹Vor 50 Jahren lebte in einem Dorfe von Somersetshire ein altes Weibe, das allgemein als Hexe galt. Ihr Körper war trocken; vom Alter gebeugt, ging sie auf Krücken einher. Ihre Stimme war hohl, von einer geheimnisvollen, aber heuchlerischen Feierlichkeit; von ihren Augen ging ein durchdringend, stechend Licht aus, das den, der sie ansah, mit schweigsamem Schrecken schlug. Mit einemmal wurde ein junger, gesunder, 21 bis 22 Jahre alter Mann, desselben Ortes, vom Albe heimgesucht; so anhaltend und häufig, daß seine Gesundheit davon angegriffen wurde und binnen 3 bis 4 Monaten schwach, blaß, abgemagert, alle Zeichen eines sich zu Ende neigenden Lebens aufwies. Weder er, noch einer der Seinigen war über den Grund zweifelhaft; und entschlossen, wie er war, beschloß er, die Hexe wachend zu erwarten. Lange wollte es ihm nicht damit gelingen; endlich wurde sein Vorhaben Meister, und er hörte nun um Mitternacht einen leisen, vorsichtigen Tritt auf der Treppe. Sie kam zum Fuß des Bettes, bestieg dasselbe und drängte sich dann langsam an seinen Beinen hinauf. Er ließ es geschehen, bis sie zu seinen Knien gekommen war und sich mit ganzer Last auf ihn werfen wollte. Nun faßte er sie mit beiden Händen beim Haar und hielt sie mit krampfhafter Stärke fest – zugleich der im nahen Zimmer schlafenden Mutter zurufend, daß sie Licht herbeibringe. Während diese nach dem Lichte lief, kämpften die beiden wütend am Boden, so lange, bis bei dem ersten Schimmer von der Treppe das Weib mit übernatürlicher Kraft sich seinen Händen entriß und ihm wie ein Blitz aus den Augen verschwand. Seine Mutter fand ihn stehend, noch atemlos von der Anstrengung, beide Hände voller Haare haltend. Als er mir von dem Vorgang erzählte, fragte ich ihn neugierig, wo er denn die Haare hingebracht habe. Er erwiderte: «Es war ungeschickt von mir, daß ich sie nicht behalten habe, denn das hätte am besten die Identität der Person bewiesen. Aber in dem Sturm meiner Empfindungen ließ ich sie auf die Erde fallen, und die, der sie angehörten, trug Sorge, daß sie mir nie wieder vor Augen kamen. Ich habe sie aber bei der Gelegenheit so zugedeckt, daß sie seither nicht mehr zurückgekehrt ist, um mich zu plagen. Es ist seltsam», setzte er hinzu, «daß, während ich sie faßte und mit ihr rang, ob ich gleich gewiß war, daß sie es sein mußte, doch ihr Atem und ihr ganzes Wesen wie das eines blühenden Mädchens schien.» Der Mann, dem dies begegnet ist, lebt noch, er erzählte mir die Sache mehr als einmal. Ich kann daher für die Wahrheit der Wirkung einstehen, was man auch von der Ursache denken möge.›

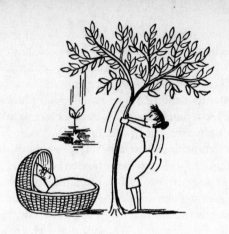

Schlaf

Was ist das? Der Mensch wünscht es sich,
und wenn er es hat, lernt er es nicht kennen?
Der Schlaf.
Leonardo da Vinci

Nichts mehr sagen –
Nicht fragen –
Nichts wissen –
Augen zu.
Horch in dein Kissen:
Es atmet wie du.
Joachim Ringelnatz

Napoleon schlief nur drei bis fünf Stunden, und auch Alexander von Humboldt, Moltke, Virchow und Edison waren ausgesprochene Kurzschläfer. Sie kamen mit wenig Schlaf aus, weil sie *tief* schliefen, klaftertief. In Berlin gab es einen Rechtsanwalt, der jeden Nachmittag zur gleichen Zeit *eine Minute lang* schlief und danach, völlig erfrischt, wieder an seine Arbeit ging; er besaß eben die Kunst, während dieser 60 Sekunden in die dunkelsten Tiefen des Schlafmeeres hinabzusinken. Unsere Zeit schläft schlecht, weil sie den Tiefschlaf kaum noch kennt, trotz Barbitursäure und Melissensaft, und viele Psychotherapeuten haben ihre liebe Not damit, schlaflose Patienten einzuschläfern. Nervöse, hysterische Dichter wie Tasso und Strindberg standen mit Morpheus auf schlechtem Fuß, zumal sie an Verfolgungswahn litten. Als Strindberg sich in dem Pariser Hôtel Orfila, Rue d'Assas, eingemietet hatte, wurde ihm der Zimmernachbar zur Qual. In *Inferno* schreibt er darüber:

‹Am vierten Tag mache ich diese Beobachtung: wenn ich schlafen gehe, legt sich der Andere in dem Zimmer neben meinem Tisch nieder; bin ich aber im Bett, so höre ich, wie er sich in das andere Zimmer begibt und das Bett neben meinem Bett einnimmt. Ich höre, wie er sich parallel mit mir ausstreckt: er blättert in einem Buch, löscht die Lampe, holt tief Atem, dreht sich auf die andere Seite und schläft ein.›

Stundenlang liegt Strindberg schlaflos. Er bildet sich ein, ein elektrischer Strom laufe durch die beiden benachbarten Zimmer. Voller Angst, daß man ihn töten wolle, springt er aus seinem Bett. Der Unbekannte läßt einen schweren Gegenstand in einen Koffer fallen: vielleicht die Elektrisiermaschine. Strindberg zieht in die Rue de la Clef um, doch auch dort peinigen ihn Geräusche und Einbildungen. Er flieht nach Dieppe, nach Schweden, zu einem befreundeten Arzt, aber überall quälen ihn seine Nerven, und eine Kaltwasserkur bleibt erfolglos. Die Flucht vor den Furien geht weiter, über Berlin nach Niederösterreich, und Strindberg findet keine Erlösung von den selbstgeschaffenen «elektrischen» Geistern. Er hätte *Die Kunst, einzuschlafen* lesen sollen, die in Jean Pauls Buch *Dr. Katzenbergers Badereise* enthalten ist und 14 Mittel zum Wiedereinschlafen empfiehlt. Denn auch Jean Paul kannte das Leid des Bücherschreibers, ‹dessen Inneres im Bette, wie nachts ein Fischmarkt in Seestädten, von Schuppen phosphoresziert und nachglänzt, bis es so licht in ihm wird, daß er alle Gegenstände in seinen Gehirnkammern unterscheiden kann und an seinem Tagewerke wieder zu schreiben anfängt unter der Bettdecke›, und hat seine Ratschläge wohl nur deshalb verfaßt, weil es leichter ist, etwas anzuraten, als etwas zu beherzigen. Schopenhauer faßt sich kürzer: ‹Im schlimmsten Falle greift man zu Franklins Mittel, steht auf, deckt das Bett auf, und nach zwei Minuten im Hemd Herumgehen legte man sich wieder hin – ist fast unfehlbar.› Der Leser errät, daß es sich um Benjamin Franklin handelt, den Erfinder des Blitzableiters, der auf kühle Betten schwor – wovon in einem anderen Kapitel dieses Buches die Rede ist.

Seit alters her empfiehlt man als Einschlafmittel, Schafe zu addieren. Der amerikanische Filmkomiker Groucho Marx hat umgekehrt ein Mittel erdacht, das den Schlaf fernhält: Schafe zu subtrahieren. Immer wieder melden sich Leute, die behaupten, seit Jahrzehnten nicht geschlafen zu haben – so 1951 ein Engländer namens Ernest Lanchberry, 61 Jahre alt, der im *Daily Express* erklärte, er habe 50 Jahre lang überhaupt nicht geschlafen, und demjenigen, der ihm sechs Stunden täglichen Schlafes schenken könne, 250 Pfund Sterling Belohnung versprach.

Jahrhundertelang haben die Wanzen des Menschen Schlaf empfindlich beeinträchtigt. Erst jetzt befinden sie sich auf dem Rückzug, jedenfalls in den Ländern des Westens.

Guter Schlaf verlangt aber nicht nur gute Nerven, sondern auch ein gutes Bett. In Michail Sostschenkos Buch *Schlaf schneller, Genosse!* lesen wir:

«‹Schlafen Sie schneller, Genosse», sagte der Portier, «und stören Sie nicht die Administration mit Ihrem überflüssigen Geschwätz!» Ich ließ mich auf keinen weiteren Streit mit ihm ein, ging auf mein Zimmer, zog mich aus, las noch einmal die Aufschrift: «Schlaf schneller, Genosse! Dein Kissen benötigt schon ein anderer!» und schlüpfte ins Bett. Im ersten Augenblick begriff ich gar nicht, was mit mir geschah. Wie von einem Berg rutschte ich abwärts. Ich wollte mich erheben, um zu sehen, was das für ein Bett war, aber ich verfing mich mit den Zehen im löchrigen Laken. Als ich mich endlich herausgewickelt hatte, zündete ich das Licht an und sah mich auf meinem Lager um. Es erwies sich, daß das Bett, angefangen vom Kopfende, eine langsame Tendenz nach unten zeigte und daß es einer schiefen Ebene nicht unähnlich war, so daß der schlafende Mensch keine Möglichkeit hatte, sich in der horizontalen Lage zu halten. Ich legte das Kissen auf das Fußende, schob meine Koffer darunter und legte mich solchermaßen umgekehrt ins Bett. Aber nun saß ich eher, als daß ich lag. Darauf schob ich in die Mitte meinen Mantel und legte mich auf diesen Aufbau mit der festen Absicht, einen guten und natürlich auch einen «schnellen» Schlaf zu tun. Wie ich schon im ersten Schlummer liege, fangen plötzlich die Wanzen an, mich zu beißen.›

Wir wollten vom Schlaf reden und sind in die Schlaflosigkeit abgerutscht. Das ist ein Fehler. Von nun an gleiche unser Text jenen Schallplatten, die dem schlaflosen Menschen suggestiv zuraunen, er sei sehr, sehr müde und werde bald, sehr, sehr bald in tiefen Schlummer sinken. Daß wir uns dabei einiger Gedichte bedienen, hat seine Richtigkeit, denn wenn ein Schlaflied ein Schlafmittel sein soll, muß es uns rhythmisch einwiegen – nicht anders als eine Kinderwiege. Goethes *Nachtgesang* hat diesen ruhigen Rhythmus:

> O gib, vom weichen Pfühle,
> Träumend, ein halb Gehör!
> Bei meinem Saitenspiele
> Schlafe! was willst du mehr?

> Bei meinem Saitenspiele
> Segnet der Sterne Heer
> Die ewigen Gefühle;
> Schlafe! was willst du mehr?

> Vom irdischen Gewühle
> Trennst du mich nur zu sehr,
> Bannst mich in diese Kühle;
> Schlafe! was willst du mehr?

> Bannst mich in diese Kühle,
> Gibst nur im Traum Gehör.
> Ach, auf dem weichen Pfühle
> Schlafe! was willst du mehr?

Dies Nachtlied ist, wir vermuten es, an eine Geliebte gerichtet, es ist wohl sogar in Erinnerung an den Anblick der Schlummernden entstanden. Die sanft miteinander verflochtenen Strophen gleichen einer Brust, die sich hebt und senkt wie ein ruhendes Schiff am Gestade. Hier sei das schöne Bildnis eingefügt, das Marcel Proust von einer Schlafenden entwirft:

‹Jetzt hatte sie alles an sich gezogen, was sonst außerhalb von ihr war, sie hatte sich in ihren Körper geflüchtet, eingeschlossen und versammelt. Indem ich sie im Bereiche meines Blickes und in meinen Händen wußte, hatte ich das Gefühl, sie ganz und gar zu besitzen. Ihr Leben war mir dienstbar und hauchte mir seinen leichten Atem entgegen. Ich vernahm dieses geheimnisvolle, flüsternde Strömen, weich wie der Seewind und märchenhaft wie der Mondschein, es war ihr Schlaf. Vielleicht zeigt sich im Schlaf, der das Wort ausschaltet und nur einen leichten Ton vernehmen läßt, der innerste Kern des menschlichen Wesens. In solchen Augenblicken schien mir Gisela wieder in den Zustand der Unschuld zurückgekehrt.›

Es ist der Schlaf der Geliebten, der sie fern und nah zugleich macht, ein Schlaf, den man sacht behütet und den nichts stören darf. Im *Hohen Lied Salomos* heißt es:

‹Ich beschwöre euch, ihr Töchter Jerusalems, bei den Rehen oder Hinden auf dem Felde, daß ihr meine Freundin nicht aufweckt, noch reget, bis es ihr selbst gefällt.›

Das volkstümlichste, schlichteste, anmutigste deutsche Kinder-Wiegenlied beginnt mit der Strophe:

> Schlaf, Kindlein, schlaf!
> Der Vater hüt't die Schaf,
> Die Mutter schüttelt's Bäumelein,
> Da fällt herab ein Träumelein.
> Schlaf, Kindlein, schlaf!

Und in der Sammlung *Des Knaben Wunderhorn* findet sich gleichfalls ein klarer poetischer Edelstein:

> Guten Abend, gute Nacht,
> Mit Rosen bedacht,
> Mit Näglein besteckt.
> Schlupf unter die Deck,
> Morgen früh, wenn's Gott will,
> Wirst du wieder geweckt.

Anstatt uns aber in diesem Paradiesgärtlein zu ergehen, das ein jeder kennt, sei als Kuriosum ein Schlaflied mitgeteilt, das Spaß daran findet, die Kinder nicht einzuwiegen, sondern sie gruseln zu machen. Den Verfasser kenne ich nicht; das Poem ging einst in Münchner Künstlerkreisen von Hand zu Hand. Es lautet:

> Schlaf, Kindlein, lieb!
> Im Schrank, da steht der Dieb
> Und vor der Tür der Mordgesell,
> Der bringt das Kindlein um zur Stell.
> Schlaf, Kindlein, lieb!

> Schlaf, Kindlein, lang!
> Bald kommt die Klapperschlang,
> Die ringelt sich am Bett empor
> Und sticht das Kindlein in das Ohr.
> Schlaf, Kindlein, lang!

Schlaf, Kindlein, gleich!
Im Hausflur liegt die Leich,
Die kommt ganz leise durch die Wand
Und packt das Kindlein bei der Hand.
Schlaf, Kindlein, gleich!

Schlaf, Kindlein, sacht!
Gleich schlägt es Mitternacht,
Dann kommt die böse Fledermaus
Und saugt dem Kind das Herzblut aus.
Schlaf, Kindlein, sacht!

Schlaf, Kindlein, gut!
Die Mahr kommt und die Drud,
Da draußen vor dem Fensterchen
Da tanzen die Gespensterchen.
Schlaf, Kindlein, gut!

Dies Schlaflied hat, man spürt es sofort, wenig Aussichten, dem Gut deutscher Hauspoesie einverleibt zu werden; es wendet sich ja auch nicht an Kinder, sondern an Erwachsene. Dasselbe tut Erich Kästner in seinem *Wiegenlied für sich selber*:

Schlafe, alter Knabe, schlafe!
Denn du kannst nichts Klügres tun,
als dich dann und wann auf brave
Art und Weise auszuruhn.

Wenn du schläfst, kann nichts passieren...
Auf der Straße, vor dem Haus,
gehn den Bäumen, die dort frieren,
nach und nach die Haare aus.

Schlafe, wie du früher schliefst,
als du vieles noch nicht wußtest
und im Traum die Mutter riefst.
Ja, da liegst du nun und hustest.

Schlaf und sprich wie früher kindlich:
«Die Prinzessin drückt der Schuh.»
Schlafen darf man unverbindlich.
  Drücke beide Augen zu!

Mit Pauline schliefst du gestern.
Denn mitunter muß das sein.
Morgen kommen gar zwei Schwestern,
Heute schläfst du ganz allein.

Hast du Furcht vor den Gespenstern,
gegen die du neulich rangst?
Mensch, bei solchen Doppelfenstern
hat ein Deutscher keine Angst!

Hörst du, wie die Autos jagen?
Irgendwo geschieht ein Mord.
Alles will dir etwas sagen.
Aber du verstehst kein Wort...

Sieben große und zwölf kleine
Sorgen stehen um dein Bett.
Und sie stehen sich die Beine
bis zum Morgen ins Parkett.

Laß sie ruhig stehn und lästern!
Schlafe aus, drum schlafe ein!
Morgen kommen doch die Schwestern,
und da mußt du munter sein.

Schlafe! Mache eine Pause!
Nimm, wenn nichts hilft, Aspirin!
Denn, wer schläft, ist nicht zu Hause,
und schon geht es ohne ihn.

Still! Die Nacht starrt in dein Zimmer
und beschnuppert dein Gesicht…
Andre Menschen schlafen immer.
Gute Nacht, und schnarche nicht!

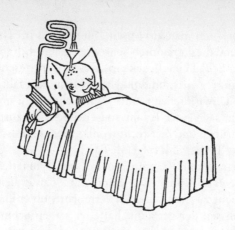

Traum und Spuk

Alle Kinder der Welt fürchten sich bisweilen nachts im Bett. Schritte tappen durchs Zimmer, Hände zupfen am Laken, Gestalten beugen sich über das Lager. Was das Kind an Grausigem, an Grusligem je gehört oder gelesen oder im Kino gesehen hat: in der Dunkelheit erwacht es zum Leben und meldet sich mit verdächtigen Geräuschen. Die Jugenderinnerungen der Weltliteratur wimmeln von Stellen, in denen berichtet wird, welch arge Gespensterangst die Autoren in ihrer Kindheit ausgestanden haben, wenn sie zu Bette lagen; vielen galt das Bett geradezu als ein Ort der Strafe und des Schreckens. Zum Glück für die Kinder sind jene Zeiten vorbei, in denen abergläubisches Gesinde ihre Phantasie mit Spuk- und Kirchhofsgeschichten nährte. Ich habe sie freilich noch erlebt und entsinne mich gut der Furcht, die ich empfand, als ich in der Finsternis des Schlafzimmers ein unheimliches Wesen patsch-patsch-patsch auf mein Bett zugehen hörte; angsterfüllt kroch ich unter die Decke. Der Einfall, mich gruseln zu machen, rührte von der Köchin her, und das patschende Gespenst war die Weihnachtsgans.

So geht es den Kindern vor dem Einschlafen. Schlimmer ist es (und da dürfen wir wohl die Erwachsenen miteinbeziehen), wenn man aus bösen Träumen jäh ins Dunkel erwacht und die geträumten Schrecken in ihm sich fortsetzen, weil der Schlaf eine Brücke ins Geisterreich geschlagen hat und man, verwirrt, umdunkelt, so rasch nicht fähig ist zwischen «Unwirklichem» und «Wirklichem» zu unterscheiden. War's ein guter Traum, so ist der Schwebezustand zwischen drüben und hier recht wohlig. Der chinesische Taoist Chuang-Tzu erzählt folgende Parabel:

‹Einem Mann träumte, er sei ein Schmetterling. Er träumte es so lebhaft und einprägsam, daß er beim Erwachen nicht zu unterscheiden vermochte, ob er ein Mensch gewesen sei, der geträumt hatte, er sei ein Schmetterling, oder ob er nun ein Schmetterling sei, dem es träume, er sei ein Mensch.›

Doch die guten Träume überschläft und vergißt man, «selig lächelnd wie ein satter Säugling». Aus den schlechten schrickt man auf, man entrinnt ihnen – der mörderischen Verfolgung, dem sicheren Tode – ins Erwachen.

Der Volksglaube kannte und kennt viele Mittel, den Schläfer gegen Spuk zu feien, aber er weiß auch anzugeben, wie man Geister herbeiruft: indem man die Bettlade rüttelt oder sie mit Füßen tritt. Für die unzähligen Spukgeschichten der Welt, die ganze Bücher füllen, stehe hier nur eine, weil sie, vom Autor ernstgemeint, zur Moritat herabgesunken und spaßig anzuhören ist:

**Die Erstgeliebte oder Der treulose Heinrich
oder
Die Erscheinung in der Brautnacht**

Heinrich schlief bei seiner Neuvermählten,
Einer reichen Erbin an dem Rhein,
Doch Gewissensbisse, die ihn quälten,
Ließen seinen Schlaf voll Träume sein.

Als er ohne Ruh' im Bett sich wälzte,
Spürt' er eine kleine weiße Hand.
Wen erblickt er? Seine Erstgeliebte,
Die im Sterbekleide vor ihm stand.

«Bebe nicht!» sprach sie mit leiser Stimme,
Ihr Gesicht umfloß ein mildes Licht.
«Ich erscheine nicht vor dir im Grimme.
Deiner neuen Liebe fluch' ich nicht.

Zwar bist du es, der mein junges Leben
Durch den Kummer plötzlich abgekürzt.
Doch die Tugend hat mir Kraft gegeben,
Daß ich nicht zur Hölle mich gestürzt.

Lebe froh und glücklich hier auf Erden,
Bis du einst vor Gottes Throne stehst,
Wo du strenger wirst gerichtet werden,
Weil du mich und meine Lieb' verschmähst!»

Niemals fand er wieder festen Schlummer,
Immer spürt' er ihre weiße Hand.
Bis er starb an diesem Seelenkummer.
Doch der wahre Grund blieb unbekannt.

Wer redlich ist, hat an sich selbst schon beobachtet, daß man nachts im Bett kühnere Entschlüsse faßt, mutigere Ansprachen hält und größere Pläne entwirft als bei Tage; daraus wird allerdings nicht viel, denn der nächste Morgen, ein Kind der Vernunft, bringt alles wieder ins Maß – ins Mittelmaß. Ins rechte Maß, meinen die Vernünftler, froh darüber, bestätigt zu finden, daß nicht nur die Politik, sondern das Leben überhaupt die Kunst des Möglichen sei. Wenn wir die Notizbücher des Leonardo da Vinci durchblättern, stoßen wir darin auf folgende Stelle:

‹In der Provinz Toscana gibt man Schilfrohr als Stützen in

die Betten, um anzuzeigen, daß man hier die eitlen Träume hat und daß sich hier ein großer Teil des Lebens verzehrt. Im Bett wirft man eine Menge nützlicher Zeit weg, nämlich jene des Morgens, weil da der Geist nüchtern und ausgeruht und der Körper fähig ist, neue Mühen auf sich zu nehmen. Auch errafft man im Bett eine Menge eitler Vergnügungen, indem man entweder im Geist unmögliche Dinge ausheckt oder sich mit dem Leib jene Vergnügen schafft, die oft der Grund eines verfehlten Lebens sind.›

«Indem man im Geist unmögliche Dinge ausheckt»: diesen Passus meinen wir und sind davon überzeugt, daß auch Goethe, der bürgerliche Erzmagier, ihn gutgeheißen hätte. Doch wir sind ebensosehr davon überzeugt, daß Goethe wie Leonardo sich biedermännisch getarnt haben, um ihre Dämonie vor den anderen, vielleicht auch vor sich selber zu verbergen. Denn ihr Geheimnis war aufs Unmögliche gerichtet: auf das Mögliche von morgen.

Leonardo hatte fürs Bett nichts übrig, weil er für die Liebe nichts übrig hatte. Was an Liebeskraft in ihm war, verströmte er in die Kunst; die *Gioconda* ist mit Liebe gemalt, aber der Maler hat sein Modell nicht geliebt – allen Romanen und Erzählungen zum Trotz, die dies gern wahrhaben möchten. Überdies widerspricht sich Leonardo, wenn er das Zu-Bett-Liegen als verlorene Zeit bezeichnet; auf einer anderen Seite seiner Notizbücher lesen wir nämlich folgende Eintragung:

‹Ich habe selber ausprobiert, daß es recht nützlich ist, nachts im Bett in der Dunkelheit die Hauptlinien der Formen, die man studiert hat, oder andere bemerkenswerte Überlegungen in Gedanken nochmals durchzugehen; es zu tun, ist empfehlenswert und geeignet, Dinge im Gedächtnis zu festigen.›

Auch das Lehrbuch unterm Kopfkissen soll – nach Aussage glaubwürdiger Personen – von Nutzen sein: sein Inhalt sickert in das Gehirn des Schläfers. Der Volksglaube behauptet, das Bett wecke den Schläfer zur gewünschten

Stunde; will dieser, zum Beispiel, um sechs Uhr erwachen, so braucht er nur abends, vor dem Einschlafen, sechsmal mit der großen Zehe an die Bettlade zu klopfen. Fest steht, daß wir im Schlaf nicht nur Spiele aufführen, die den Psychoanalytikern Stoff für ihre Spiele liefern, sondern daß wir gelegentlich auch arbeiten; sonst hätte, beispielsweise, Kekulé nicht im Traum den Benzolring erfunden. Aber auch größere, tiefere Erkenntnisse teilen sich dem träumenden Menschen zu, denn den Seinen gibt's der Herr im Schlaf. Die Biographen des Propheten Mohammed melden:

‹Gabriel ließ Mohammed aus seinem Bett sich erheben und hinaufsteigen, bis sie an eines der Himmelstore kamen, welches das Tor der Wache hieß. Hier stand ein Engel, welcher Ismael hieß. Er hatte über zwölftausend Engel zu gebieten, deren jedem wieder zwölftausend Engel unterstellt waren. Alle begrüßten sie Mohammed mit lachendem Gesicht, bis auf einen, der nie lachte: Malik, der Herr der Hölle. Und Mohammed sagte zu Gabriel: «Willst du ihm nicht befehlen, mir das Feuer der Hölle zu zeigen?» Er sagte: «Ja» und erteilte Malik den Befehl. Dieser hob den Deckel weg, und das Feuer tobte und stieg in die Höhe, als wolle es alles verzehren. Und Mohammed bat Gabriel, ihm zu befehlen, es zurückzudrängen. Gabriel tat dies und rief: «Weiche zurück!» Da kehrte es dahin zurück, von wo es gekommen war, und es war, wie wenn plötzlich ein Schatten gefallen wäre. Dann schob Malik den Deckel wieder vor. Und Gabriel zeigte Mohammed die sieben Himmel. Und Mohammed hatte achtzigtausend Gespräche mit Allah. Dann trug Gabriel ihn wieder in sein Bett. Es war noch warm, und Mohammed richtete einen Topf, der umgestürzt war, als Gabriel den Propheten mit sich nahm, wieder auf, und das Wasser darin war noch nicht ausgeflossen.›

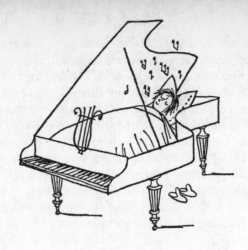

Kuriosa

Da der Mensch alle Wege begeht, die überhaupt begehbar sind, aus Neugier, aus Tätigkeitsdrang, hat er im Laufe der Zeit auch überaus wunderliche Betten hervorgebracht. Es gab Betten aus reinem Gold und aus Glas. Es gab Betten, die den Ruhenden mit süßer Musik in den Schlaf lullten und ihn mit lauten Märschen aufweckten. Der Maharadscha von Baroda ließ sich ein Bett bauen, das dem Umriß seines üppigen Leibes nachgebildet war. Vor hundert Jahren erfand ein Amerikaner ein Bett, das die Form eines Konzertflügels hatte. Für einen alten Kapitän, der nicht mehr zur See fuhr, wurde ein sanft schaukelndes Bett konstruiert, weil er ohne Wellenschlag keinen Schlaf fand. Daß Sonderlinge in Särgen schlafen, ist nichts Ungewöhnliches; es steckt vielleicht sogar Philosophie dahinter. Unermüdlich erfindende Erfinder haben Betten erfunden, die den Schläfer nicht nur wecken, sondern ihn auch, damit er sich nicht auf die andere Seite legt und weiterschläft, energisch hinausbefördern. Wer die Patentämter der Welt konsultierte, könnte ein dickes Buch über absonderliche Betten verfassen. Eines der seltsamsten

Ruhelager, die wir kennen, war das «Himmlische Bett» des schottischen Arztes Dr. Graham. 1745 geboren, studierte er zuerst Medizin und ging dann nach Amerika, wo er sich der Quacksalberei zuwandte. 1779 eröffnete er in London einen «Tempel der Gesundheit», darin er den menschlichen Körper durch Elektrizität, Luft, Musik und Magnetismus zu heilen vorgab. Das Glanzstück des Tempels war das genannte Bett, welches schlechthin alle Leiden wegzauberte. Dr. Graham hatte großen Erfolg, nicht zum wenigsten durch seine schöne Assistentin «Vestina, die Rosige Göttin», die in Wirklichkeit Emma Harte hieß, später Lady Hamilton und die Geliebte Nelsons wurde.

Dr. Graham hielt wöchentlich drei Vorlesungen, zu denen sich die Hörer drängten, und verordnete Moorbäder. Wer Lust hatte und Eintritt bezahlte, durfte die schöne «Vestina» im Moorbad bewundern; ihr Haar war gepudert und mit Federn, Blumen und Perlen geschmückt. Dr. Grahams Schriften wurden reißend verkauft. Er veranstaltete Illuminationen, bei denen man venezianische Masken trug und lustwandelte. Wie schon jene «magischen Betten», die Cagliostro verkauft hatte, sollte auch das «Himmlische Bett» kinderlosen Ehepaaren Fruchtbarkeit spenden – für die Kleinigkeit von 100 Pfund Sterling pro Nacht. Das Wunderbett hatte angeblich 12 000 Pfund gekostet. Es war prächtig geschnitzt und vergoldet, mit seidenem Damast bedeckt, stand auf achtundzwanzig Säulen aus Glas und trug einen reichen Betthimmel, von dem Seidenvorhänge mit Fransen und Quasten herabhingen. In den Zeitungsinseraten und Broschüren, die Dr. Graham fleißig erscheinen ließ, gab er salbadrige Gesundheitsrezepte zum besten und pries vor allem sein einträgliches Bett:

‹Dies ist ein wunderbares und himmlisches Bett, welches ich Magnetico-Electric nenne. Es ist das erste und einzige, das in der ganzen Welt existiert oder jemals vorhanden gewesen ist. Es steht im zweiten Stock, in einem großen und prächtigen Zimmer, rechts von meinem Orchester und unmittelbar vor meiner reizenden Einsiedlerklause. In einem benachbarten Kabinett befindet sich ein Zylinder, durch den ich das himmlische Feuer ins Schlafgemach leite – jenes Fluidum, welches alles belebt, und dazu auch die heilsamen Gase und orientalischen Parfums, die durch gläserne Röhren dorthin gelangen. Das Himmlische Bett ruht auf achtundzwanzig massiven und durchsichtigen Säulen; es hat Purpurdecken und himmelblaue Vorhänge, und die Bettlaken sind mit den teuersten Essenzen Arabiens parfümiert: es gleicht genau den Betten, welche die Paläste Persiens zieren, und demjenigen, das der Lieblingsfrau im Serail des Großtürken gehört. Dieses Bett ist das Ergebnis eines unermüdlichen Fleißes und einer hartnäckigen Arbeit. Die Summen, die es mich gekostet hat, will ich nicht nennen; sie sind ungeheuer. Ich will nur noch hinzufügen, daß ich keine der Vorsichtsmaßregeln unterlassen habe, auf die Delikatesse und Anstand ein Recht haben. Weder ich noch meine Leute sind berechtigt, zu fragen, wer die Personen sind, die in diesem Zimmer ruhen, welches ich das Heiligste aller Heiligtümer genannt habe. Das Bett wird niemals denjenigen gezeigt, die nur kommen, um sich die übrige Einrichtung anzusehen. Diese Maßnahme ist ebenso schicklich wie angebracht; denn welches menschliche Wesen wäre kühl genug, um dem Einfluß der Freuden, der Ausstrahlungen zu widerstehen, die dieses bezaubernde Bett von sich gibt? Das Bett verleiht die herrlichsten Vorstellungen, indem es den Genuß verfeinert, die Lust vervielfacht und sie auf den höchsten Höhepunkt bringt. Aber die Folgen sind grausam; solche gefährlichen Verfeinerungen, Sinnes-Vergnügungen kürzen die Lebensdauer ab und bringen die Quellen des Körpers wie des Geistes zum Versiegen. Personen, die diesen wonnereichen Ort betreten möchten, werden ersucht, ihren Wunsch schriftlich bei mir anzumelden und die von ihnen gewählte Nacht anzugeben. Eine Banknote von 50 Pfund ist beizufügen, für die sie eine Einlaßkarte erhalten werden.›

Später, als der Andrang nachließ, verringerte Dr. Graham

den Eintrittspreis auf 22 Pfund und darunter. Die Lobpreisung des «Himmlischen Bettes» schloß er mit den Worten:

‹Nichts erstaunt einen mehr als die wirkliche göttliche Energie des himmlischen und elektrischen Feuers, die alle Teile des Bettes erfüllt, sowie sein magnetisches Fluidum – und beides ist so durchdacht, daß es den Nerven das nötige Maß an Kraft und Anregung verleiht. Die melodiösen Weisen der Harmonika, die sanften Klänge einer Flöte, der Liebreiz einer angenehmen Stimme und die harmonischen Töne einer Orgel: wie könnte es der Gewalt und der Tugend eines so glücklichen Zusammenspiels nicht gelingen, in der Seele des Philosophen und sogar des Arztes Gefühle der Bewunderung und des Vergnügens zu erwecken?›

Dr. Grahams Geschäftstüchtigkeit zum Trotz ging sein Institut im März 1784 pleite. Der «Tempel der Gesundheit», die elektrischen Apparate und das «Himmlische Bett» wurden öffentlich versteigert.

Ein geistiger Nachfahr Dr. Grahams ist jener amerikanische Oberst in California (South Carolina), der 1951 ein schlechthin vollkommenes Bett konstruierte. Dieses hat schalldichte Holzwände, eine Scheidewand, die sich nach Wunsch heben und senken läßt, eine Batterie Parfumzerstäuber, eine elektrische Massagevorrichtung, einen ebensolchen Rasierapparat und, zu Häupten des Ruhenden, eine Filmleinwand für Fernsehen und Schmalfilme. Ein Bett also, das man – um mit *Reader's Digest* zu reden – nicht wieder vergißt.

Das Bett ist wahrlich ein Spiegel der Völker. Italien liefert die dreistesten und die dramatischsten Bett-Geschichten, Frankreich die amourösesten und die amoralischsten, England die spleenigsten. Kein Surrealist wäre fähig, sich ein solch verrücktes Stück Wirklichkeit auszudenken, wie es enthalten ist in dem Bericht eines Komitees, das unter Karl I. im April 1630 gebildet wurde, um den Amtsmißbrauch der «Salpeter-Männer» zu untersuchen. Diese hatten das Vorrecht, im ganzen englischen Königreich nach Bodensalzen zu graben, aus denen man Schießpulver bereitete, und machten, wie es scheint, vor nichts halt – denn es heißt da:

‹... auf Grund der Beweise haben sie ihre Befugnisse in allen Teilen aufs äußerste mißbraucht, indem sie unterschiedslos überall nachgegraben haben: in Vorzimmern, Schlafzimmern, Tennen und Brauereien, ja, sogar vor Gottes eigenem Hause sind sie nicht zurückgeschreckt ... und in Schlafzimmern, und unter sämtlichen Betten, wobei sie ihre Kübel neben den Betten alter und schwacher, kranker und leidender Leute aufstellten, neben Frauen mit Kindern an der Brust, und sogar neben Frauen im Wochenbett und neben Personen, die auf dem Sterbebett lagen ... mit einer so niedrigen und ordinären Ausdrucksweise, wie man es kaum glauben kann ... Selten füllen sie die Löcher wieder auf, die sie gegraben haben.›

Aber auch das alte Rußland hat Nonsens beizusteuern – zaristischen Schabernack, aus Langeweile und Schadenfreude entstanden. Das Folgende, von Vera Poliakoff berichtet, spielte sich am Hof der Zarin Anna ab, die von 1730–1740 regierte:

‹Unter den Spaßvögeln am Hofe war einer, aus vornehmer Familie, ziemlich alt und halb verrückt, der sich bereit gefunden hatte, die Gunst der Zarin Anna dadurch zu erringen, daß er den Narren machte. An einem Wintertag, als Anna darüber nachsann, wie sie sich die Zeit vertreiben könnte, fiel ihr ein, es gäbe einen feinen Jux ab, wenn man den hochgeborenen Spaßvogel mit einer Kollegin von ihm verheiratete, einer alten Dame, deren Dienst bei Hofe darin bestand, die Fußsohlen der Kaiserin zu kitzeln, damit diese nicht einschlief. Wenn ihre Herrin schlechter Laune war, wurde das arme Wesen gestoßen, gekniffen und gepufft.

Der Hof griff den Gedanken der «Heirat» mit Begeisterung auf. Man beschloß, daß die Zeremonie auf eine Art begangen werden sollte, die der Jahreszeit entsprach. Auf der gefrorenen Oberfläche des Newa-Flusses wurde ein Haus aus Eisblöcken errichtet, die man zusammenfügte, indem man die emporwachsenden Mauern mit Wasser übergoß. Nach einigen Tagen fieberhafter Tätigkeit war das Eishaus fertig. Seine bläulichen Mauern glitzerten in der Sonne. Keine architektonische Einzelheit war ausgelassen worden, und vor der gewaltigen Treppe, die zu dem Portal hinaufführte, stand eine lebensgroße Statue Annas, ebenfalls aus Eis. Nachts wurde das Haus von innen beleuchtet, so daß die Wände in silbrigem Licht erschimmerten und der Bau so wirkte, als bestehe er aus edlem Metall. Das «junge Paar», also der verrückte Fürst und seine Hexe von einem Weib, wurden, nachdem ihre Verbindung in einer Kirche vollzogen worden war, auf den Rücken eines Elefanten gesetzt und hinaus auf die Newa gebracht, im Zuge einer Prozession, an der Hunderte von Menschen teilnahmen, die so verkleidet waren, daß sie die Nationalitäten des Kaiserreichs repräsentierten. Das neuvermählte Paar wurde in sein Schlafzimmer geführt, wo zwischen Wänden aus durchsichtigem Eis, auf einem Boden aus kaltem Eis das Brautbett wartete, das wie der Baldachin ganz aus Eis bestand. Dort wurde das unglückliche Paar mit den üblichen Zeremonien untergebracht und über Nacht allein gelassen, wobei man die Tür des Zimmers mit einer durchsichtigen Platte aus Eis versperrte. Am nächsten Morgen fand man die Opfer von Annas Vergnügungssucht eng zusammengedrängt auf dem Eisbett, einander umarmend, um sich gegenseitig warm zu halten, und dicht am Rande des Todes.›

Der halberfrorene Hofnarr der Zarin Anna hieß Fürst Galizin, und seine betagte Braut war eine Prinzessin Lelemiko. Soweit hier überhaupt noch Humor im Spiel ist, gehört er zur tiefgekühlten Gattung. Ein anderes Mal feierte Anna die Niederkunft ihrer Hofziege. Das Tier wurde mit einer seidenen Nachthaube geziert und auf ein prunkvolles Himmelbett gelegt; neben ihm ruhte, auf einem Kissen, das neugeborene Zicklein.

Durch seinen Roman *Das Sopha* wurde der französische Schriftsteller Claude Jolyot de Crébillon in ganz Europa berühmt. Das Buch gibt sich orientalisch und parodiert ein wenig die Märchensammlung *Tausendundeine Nacht*, denn der dumme Sultan Schah-Banam, der darin auftritt, ist ein Enkel des Herrschers, dem Scheherasade die Zeit verkürzte. Der Sultan und die Sultanin lauschen den Lügengeschichten des jungen Amanzei, der Brahmane ist und sich zur Lehre von der Seelenwanderung bekennt. Er sei, berichtet er, zuerst ein Weib gewesen, dann ein kokett-boshafter junger Mann, dann ein Sopha. Der Sultan fragt ihn:

«‹Waren Sie bestickt?›»

«Ja, Sire», antwortete Amanzei. «Das erste Sopha, in dem meine Seele Wohnung nahm, war rosenfarben und mit Silber bestickt.»

«Um so besser», sagte der Sultan. «Sie waren sicher ein recht schönes Sopha. Aber weshalb hat Ihr Brahma gerade ein Sopha aus Ihnen gemacht? Was war der Sinn dieses Scherzes? Ein Sopha! Das geht über meinen Verstand.»

«Es geschah», erwiderte Amanzei, «um meine Seele für ihre Laster zu strafen. In welchen Körper er sie auch gesandt hätte – zufrieden gewesen wäre ich kaum. Und er dachte wohl, durch die Verwandlung in ein Sopha mich mehr zu demütigen, als durch die in ein Reptil. Er erlaubte mir übrigens, wenn ich wollte, von einem Sopha in ein anderes umzuziehen, und das besänftigte ein wenig meinen Schmerz. Diese Freiheit gab meinem Leben eine Abwechslung, durch die es unterhaltender wurde. Meine Seele war ebenso empfänglich für das Spiel der Lächerlichkeiten wie damals als Weib, und das Vergnügen, an geheimste Orte einzudringen und als Dritter bei den verborgensten Dingen zugegen zu sein, entschädigte mich für alle Qual. Nachdem Brahma das Urteil über mich gefällt hatte, zauberte er selbst meine Seele in ein Sopha, das der Handwerker bei einer feinen Dame abliefern sollte, die als höchst tugendhaft galt. Aber wie es nur selten Helden gibt für diejenigen, die sie aus der Nähe sehn, gibt es für ein Sopha nur selten anständige Frauen.›»

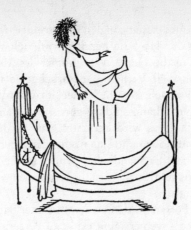

Notizen am Rande

Als wir Kinder waren, bestand eines unserer größten Vergnügen darin, den Schrank zu erklimmen und von dort aufs federnde Bett hinabzuspringen. Das Bett ward zum Trampolin, wie wir's im Zirkus gesehen hatten bei den Artisten. Nie ist einem so wohl, als wenn ihn die Täuschung umfängt, er habe ein bißchen die Schwerkraft überwunden. Unser Spiel war nicht im Sinne des Erfinders, doch welcher Gegenstand bleibt davor bewahrt, daß er zweckwidrig verwendet oder einem abwegigen Zweck unterworfen wird? Bettlaken sind ja im Grunde auch nicht dazu da, um Menschen zu fesseln und zu knebeln oder um eine Flucht aus dem Fenster zu bewerkstelligen, und trotzdem hat man sie vieltausendmal zu diesem Zweck benutzt.

Nur in seiner Bedeutung als Schlafmöbel ist das Bett dem Menschen zugeordnet; es führt auch ein Leben in freier Natur. Bett heißt Rinne, die sich der Fluß in die Erde gräbt, und das Nachtlager des Hochwildes wird gleichfalls Bett genannt, nicht vom Hochwild, sondern von den Jägern und Förstern. Es wäre kaum erwähnenswert, ginge nicht das Wort Bett auf die Grundbedeutung «Schlafgrube» zurück –

genauer gesagt: auf «eine in den Boden eingegrabene Lagerstätte», wie die Tiere sie bereiten, um sich vor Kälte zu schützen. Nur die Tiere? Wann immer der Mensch in primitive, gefahrvolle Verhältnisse zurückgeworfen wird, tut er es dem Tier nach. Der im Schnee, im Wald Verirrte gräbt sich ein, so gut er kann, und aus gewissen Gefangenenlagern des letzten Krieges wird berichtet, daß die Insassen tiefe Erdgruben aushoben und sich nachts darin betteten, wobei es vorkam, daß die Wände der Grube einstürzten und den Schläfer erstickten. So nahe ist die Grube dem Grabe – nicht nur etymologisch.

Die alten Perser, die damals Assyrer oder Babylonier hießen, schliefen – wen erstaunt es? – auf Persern, auf kostbaren Teppichen, die ihre Betten bedeckten. Auch das böte keinen Anlaß, gerade in diesem Kapitel davon zu reden, denn Bettzeug ist Bettzeug, und es macht keinen großen Unterschied, ob der Schläfer sich auf zwei bis drei Teppichen rekelt (wie eben die Perser) oder auf zwei bis drei Seidenmatratzen, wie es die europäischen Adligen im 15. Jahrhundert taten. Doch die Teppiche dienten ja nicht nur als Bettzeug, sondern auch als Teppiche, und darum soll hier etwas erwähnt werden, das Xenophon im achten Buch seiner *Erziehung des Kyros* erzählt:

‹Nicht zufrieden damit, daß ihre Betten weich bedeckt waren, ließen die persischen Könige ihre Lagerstätten auf Teppiche stellen, damit nicht der Fußboden ihnen Widerstand entgegensetze, sondern die Teppiche ihrem Druck nachgäben.›

Mit anderen Worten: die Vorstellung, daß irgend jemand oder irgend etwas ihrer absoluten Macht widerstehe, war den persischen Königen unerträglich. Das grenzt, für unser Empfinden, an Nervosität, mag aber daher rühren, daß der Sinn fürs Symbolische zu jener Zeit kräftiger und feiner entwickelt war als heute.

Der höchste Genuß, den das Bett vielen Menschen – vor allem Frauen – gewährt, ist nicht sosehr das Schlafen als das

Frühstücken im Bett, wobei man sich gern auf die alten Griechen beruft. Fälschlich, sei hinzugefügt, denn diese frühstückten nie im Bett. Sie gingen zeitig schlafen, zwischen 7 und 9 Uhr, «mit den Hühnern», und standen früh auf. Nur Nachtschwärmer von der Art, wie Platons *Gastmahl* sie vorführt, machten die Nacht zum Tage und waren Langschläfer von der Art, wie eine Anekdote in den Aufzeichnungen des Leonardo da Vinci sie schildert:

Einem Langschläfer sagte man, er möge doch aus seinem Bette aufstehen, denn die Sonne sei schon längst aufgestanden. Er erwiderte: «Wenn ich eine so große Reise zu tun und so viel vor hätte wie die Sonne, wäre ich auch schon aufgestanden. Aber da ich nur einen so kleinen Weg vor mir habe, bleibe ich noch im Bett.»

‹Und sie gebar ihren ersten Sohn›, heißt es im Lukas-Evangelium, ‹und wickelte ihn in Windeln und legte ihn in eine Krippe; denn sie hatten sonst keinen Raum in der Herberge.› Anderthalb tausend Jahre nach der Geburt des Jesus von Nazareth stellte man in den Kirchen kostbare Krippen für das göttliche Kind auf; eine der schönsten, eine Brabanter Arbeit aus der Mitte des 15. Jahrhunderts, befand sich einst in der Wiener Sammlung Figdor. Auch die Gottesmutter Maria wurde verspätet – im 17. und 18. Jahrhundert – durch schöne Betten geehrt; in manchen französischen Kirchen ruhten die Marienstatuen in einem *«Lit de Parade»*. Kaisersöhne haben es besser als Zimmermannssöhne: an der Prunkwiege, die Prud'hon für Napoleons Erstgeborenen, den König von Rom, entwarf, arbeiteten Kunsthandwerker sechs Monate lang.

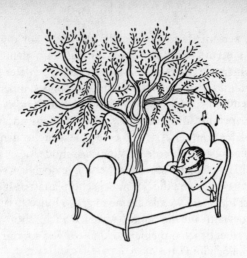

Das ewige Bett

Verschnürt, gußeisern, kalt,
Wer dächte je, es hätt'
Solch zähe Herzgewalt,
Dies Kindergitterbett!
Albrecht Goes

Liegend, den Oberleib halb aufgestützt, lächeln uns die Grabfiguren der Etrusker an. Ist dieses Lächeln Weisheit? Vielleicht haben die Etrusker nur jene kleine Wahrheit erkannt, die Isaac de Benserade, ein mittelmäßiger Hofdichter Ludwigs XIV., in einen Vierzeiler faßte:

Théâtre des ris et des pleurs,
Lit, où je nais et où meurs,
Tu nous fais voir comment voisins
Sont nos plaisirs, et nos chagrins.

Man weiß wenig über die Etrusker, doch scheinen sie gute Eheleute gewesen zu sein, denn auf ihren Grabmälern liegen häufig Mann und Frau beisammen – halb aufgestützt, lächelnd. Vom Bett her, mit Ruhe betrachtet, sieht die Welt erträglich aus, und wenn man gar einen guten Partner zur Seite hat, besteht man gelassen den Kampf, der sich in dem Wort Existenz verbirgt.

Zwanzig Jahre lang wartete Penelope auf die Heimkehr ihres abenteuernden Ehepartners – einsam, treu, die drängenden Freier hinhaltend. Als die Schaffnerin Eurykleia ihr meldet, Odysseus sei zurückgekehrt und habe die Freier allesamt getötet, glaubt sie der Alten nicht, und als Odysseus sich – gebadet, gesalbt, verjüngt – ihr zu erkennen gibt, glaubt sie auch ihm nicht. In Gustav Schwabs Worten hört sich die Szene zwischen den Gatten so an:

«‹Seltsame Frau›, sprach er, ‹die Götter haben dir doch ein fühlloses Herz verliehen; kein anderes Weib wird so hartnäckig ihren Gatten verleugnen, wenn er im zwanzigsten Jahr nach so viel Trübsal heimkehrt. So wende ich mich denn an dich, Eurykleia, Mütterchen, daß du mir irgendwo mein Lager bereitest; denn diese hier hat ein eisernes Herz in der Brust!»

«Unbegreiflicher Mann», sprach jetzt Penelope, «nicht Stolz, nicht Verachtung, kein ähnliches Gefühl hält mich von dir zurück; ich weiß noch recht gut, wie du aussahest, als du Ithaka zu Schiff verließest. Wohl denn, Eurykleia, bereite ihm das Lager außerhalb des Schlafgemachs, richte es wohl zu mit Vliesen, Mänteln und Teppichen.»

So versuchte Penelope ihren Gemahl. Odysseus aber blickte unwillig auf und sprach: «Das war ein kränkendes Wort, Frau; meine Bettstelle vermag kein Sterblicher zu verrücken, und wenn er alle Jugendkräfte anstrengte. Ich selbst habe mir die Lade gezimmert, und es ist ein großes Geheimnis daran. Mitten auf dem Platze, wo wir den Palast anlegten, stand in blühendstem Saft ein schattiger Olivenbaum und war wie eine Säule gewachsen. Da ließ ich die Wohnung so anlegen, daß derselbe innerhalb des Schlafgemachs zu stehen kam. Als nun die Kammer schon aus Steinen erbaut und die Decke von Holz zierlich gebohnt war, kappte ich die Krone des Ölbaumes ab, den Stamm fing ich von der

Wurzel aus zu behauen an und zu glätten. So bildete ich scharf nach der Richtschnur den Fuß des Bettes und meißelte dieses selbst zur Vollendung aus; dann wurde die Lagerstatt von mir künstlich mit Gold, Silber und Elfenbein durchwirkt und von starker Stierhaut Riemen darin für die Betten ausgespannt. Dies ist unser Lager, Penelope! Ob es noch steht, weiß ich nicht. Wer es aber anders gestellt hat, der mußte den Ölbaum von seiner Wurzel trennen.»

Die Knie zitterten der Königin, als sie das Zeichen erkannte. Weinend erhob sie sich vom Stuhl, lief auf ihren Gatten zu, umschlang ihm den Hals mit offenen Armen, küßte sein Haupt und küßte es wieder.›

Der poetische Schwung des amerikanischen Rhapsoden Walt Whitman macht das Bett, den Schlaf transzendent. Die schlummernde Menschheit wird dem Allumarmer zur Weltvision:

Das Ehepaar schläft ruhig in seinem Bett, er mit seiner Hand an der Seite seines Weibes und sie mit ihrer Hand auf der Seite ihres Gatten.
Die Schwestern schlafen liebend Seite an Seite
in ihrem Bett,
die Männer schlafen liebend Seite an Seite in dem ihren,
die Mutter schläft mit ihrem kleinen Kind,
sorglich eingehüllt.
Die Blinden schlafen und die Taubstummen schlafen...
Ich stehe im Dunkeln mit gesenkten Augen bei den am schwersten Leidenden und den Ruhelosesten,
Ich bewege meine Hand besänftigend hin und her,
wenige Zoll über ihnen,
die Ruhelosen sinken in ihre Betten, entschlummern jäh.

In Hugo von Hofmannsthals unvollendetem Roman *Andreas oder Die Vereinigten* wird der Reisende Andreas in dem stattlichen Gehöft des Bauern Finazzer gastlich aufgenommen und belauscht nachts ein Gespräch, das der Hausherr mit seiner Frau im Bette führt. Es ist, bei aller Kürze, eines der schönsten Liebesgespräche unter Eheleuten, das die Literatur kennt, und endet mit folgenden Worten:

‹So seien doch die zwei alten Leut glücklich zu preisen, die der angeschwollene Schwarzbach im April mitgenommen habe. Zusammen seien sie auf einer Bettstatt dahingeschwommen, hielten einander bei den Händen, und mitsammen hätt sie's in einen Tobel hinuntergerissen und ihr weißes Haar hätte geleuchtet wie Silber unter den Weiden. Das gebe Gott halt denen, die er ausgewählt hat; das sei jenseits von Wünschen und Bitten.

Indem wurde es ganz still im Zimmer, man hörte ein leises Sichbewegen in den Betten, ihm war, als küßten sich die beiden. Er wollte weg, und getraute sich's nur nicht, um der vollkommenen Stille willen.›

Unser Bett-Buch nähert sich seinem Ende. Es soll enden mit einem Brief, der Maupassants Novelle *Das Bett* entnommen ist. Es hat schon seine Richtigkeit, wenn ein französischer Schriftsteller den Kehraus macht, denn nächst den Römern, den Italienern der Renaissance und mehr noch als diese haben die Franzosen aus dem Bett ein Kunstmöbel, aus der Bettkultur einen Kult gemacht und die Bettliteratur zur Poesie erhoben. Das meiste von dem, was an unserem Buch zärtlich, poetisch oder närrisch ist, kommt aus dem Nachbarland.

Und so folge denn hier der Brief, den jemand im Futter eines alten Meßgewandes findet. Es ist der Liebesbrief einer jungen Frau an ihren Freund, und er faßt noch einmal zusammen, was wir bisher – auf Kapitel verteilt – ausgestreut haben. Obwohl er ausdrücklich den Freund anredet, ist es eher ein Liebesbrief an das Bett als an den Freund:

‹Lieber Freund, ich bin krank, fühle mich elend und hüte das Bett. Der Regen peitscht an die Fensterscheiben, und ich bleibe mollig, süß träumend, in den warmen Kissen. Ein Buch liegt vor mir, ein Buch, das ich liebe. Ich fühle, es steht ein Teil meiner selbst darin. Soll ich es Ihnen nennen? Nein.

Sie würden schelten. Und dann komme ich auf allerlei Gedanken, wenn ich gelesen habe, und ich will Ihnen sagen, auf welche.

Man hat mir Kissen hinter den Kopf getan, so kann ich sitzen, und ich schreibe Ihnen auf dem süßen kleinen Pult, das ich von Ihnen habe. Da ich nun seit drei Tagen zu Bett liege, so denke ich an mein Bett, und selbst im Schlafe verläßt mich der Gedanke nicht.

Das Bett, lieber Freund, bedeutet unser ganzes Leben. Da kommt man zur Welt, da liebt man, da geht man wieder von hinnen.

Wenn ich schreiben könnte wie Herr de Crébillon – so würde ich die Geschichte eines Bettes schreiben. Welch ergreifend schreckliche, welch reizende und rührende Geschichten ließen sich da erzählen! Welche Lehren ließen sich daraus ziehen, welche Nutzanwendung für jedermann! Sie kennen mein Bett, lieber Freund! Sie können sich nicht denken, was ich seit drei Tagen alles daran entdeckt habe und wie ich es lieber gewonnen seitdem. Mir kommt es vor, als sei es bewohnt, ich möchte sagen, als hätte es Umgang mit vielen, vielen Leuten, von deren Existenz ich keine Ahnung gehabt, die dennoch auf diesem Lager ein Stück ihrer selbst gelassen haben.

Ich kann die Menschen nicht begreifen, die ein neues Bett kaufen, ein Bett, an dem keine Erinnerung hängt. Meines – unseres, so alt, so verbraucht, so geräumig wie es ist, hat vielem Menschendasein Raum gewährt von der Wiege bis zum Grabe. Denken Sie, lieber Freund, an alles das. Lassen Sie einmal zwischen diesen vier Säulen, unter diesem bilddurchwirkten Baldachin uns zu Häupten, der so viel mit angesehen hat, ganze Menschenleben wieder lebendig werden. Dreihundert Jahre ist er alt und was mag er alles erlebt haben!

Da ruht eine junge Frau. Sie stößt von Zeit zu Zeit einen Seufzer aus. Sie stöhnt. Die alten Eltern sind um sie, und da bringt sie ein kleines, runzeliges Wesen zur Welt, das da

Tönchen von sich gibt wie ein Kätzchen. Das ist ein Mensch, der seinen Einzug hält. Und die junge Mutter fühlt sich schmerzlich glücklich bewegt. Die Freude überwältigt sie bei diesem ersten Schrei, atemlos streckt sie die Arme ihrem Kinde entgegen, und alle weinen vor Wonne. Denn dies Stück menschliche Kreatur, das von ihr ging, bedeutet das Weiterblühen des Stammes, die Fortpflanzung von Blut, Herz und Seele der Alten, die bebend zuschauen.

Dann wieder finden sich in diesem Schrein des Lebens zwei Liebende zum ersten Male Seite an Seite zusammen. Zitternd, jubelnd fühlen sie sich Brust an Brust, und mählich nähert sich Mund dem Munde. Der göttliche Kuß eint sie, der Kuß, der die Pforte ist des Himmels auf Erden, der Kuß, der da singt von der Menschen Wonnen, der sie verspricht und mehr gibt, als er verkündet. Und ihr Bett flutet an, wie wildbewegtes Meer, ebbt und murmelt, scheint selbst freudiges Leben zu leben, denn in ihm vollzieht sich das sinnverwirrende Rätsel der Liebe. Gibt es Süßeres, Größeres auf dieser Erde als dieses Band, das zwei Wesen zu einem verknüpft, das beiden im gleichen Augenblick gleichen Wunsch, gleiche Hoffnung, gleiche rasende Wonne eingibt, die sie wie ein zehrendes, himmlisches Feuer durchschießt?

Erinnern Sie sich noch der Verse, die Sie mir voriges Jahr vorlasen aus irgendeinem alten Dichter – wer war's? – vielleicht der liebliche Ronsard?

> Und wenn wir verschlungen liegen
> In den Kissen ganz verschwiegen,
> Wollen wir uns heimlich necken,
> Schäkernd nach Verliebter Weise
> Treiben tausend Kurzweil leise
> Unter schweigend stillen Decken.

Diese Verse möchte ich auf den Baldachin meines Bettes gestickt haben, von dem mich Pyramus und Thisbe immerfort mit ihren Tapisserieaugen ansehen.

Und, lieber Freund, denken Sie an den Tod, an alle jenen, die in diesem Bett ihren letzten Hauch zu Gott emporgesandt haben. Denn es ist auch die letzte Stätte begrabener Hoffnungen, das Tor, das sich hinter allem schließt, vor dem es den Eingang in die Welt bedeutet. Wie oft hat dieses Bett, in dem ich Ihnen schreibe, seit den drei Jahrhunderten, in denen es Menschen eine Heimstätte ward, wilde Schreie, Angst, Leiden, grausige Verzweiflung, Todesstöhnen, nach der Vergangenheit ausgestreckte Arme, Klagen gehört um Glück, das nimmer wiederkehrt! Wie oft Zuckungen, Röcheln, verzerrte Gesichter, einen entstellten Mund, ein gebrochenes Auge gesehen.

Das Bett, denken Sie darüber nach, ist das Symbol des Lebens. Das habe ich seit drei Tagen erkannt. Das Bett ist das Köstlichste, was es gibt. Ist nicht der Schlaf unser Bestes hienieden?

Aber es ist auch die Stätte unserer Leiden! Die Zuflucht der Kranken, dem müden Leibe ein Ort der Schmerzen.

Das Bett bedeutet unsere Menschlichkeit. Unser Herr Jesus scheint nie eines Bettes bedurft zu haben, als sollte es heißen, daß an ihm nichts Menschliches haftete. Er ist auf dem Stroh geboren und gestorben am Kreuz. Geschöpfen, wie wir es sind, überließ er das Lager der Ruhe und Weichlichkeit.

Ach, mir ist noch so vieles anderes eingefallen! Aber die Zeit fehlt mir, es Ihnen alles aufzuzählen, und würde ich an alles denken? Dann bin ich auch schon so müde, daß ich die Kopfkissen im Rücken fortwerfen will, mich lang ausstrecken und ein bißchen schlafen.

Besuchen Sie mich morgen um drei Uhr. Vielleicht geht es mir besser, und Sie können sich davon überzeugen.

Leben Sie wohl, liebster Freund. Ich strecke Ihnen die Hand zum Kuß entgegen und – meine Lippen.›

Bibliografie

Bemerkung: Bücher wie das vorliegende werden aus anderen Büchern abgeschrieben. Der Herausgeber hat vornehmlich drei Quellen benutzt:
Cecil und Margery Gray, *The Bed* (Nicholson & Watson, London 1949)
Reginald Reynolds, *Beds* (Doubleday & Company, New York 1952)
Paul Wiegler, *Das Bett* (ein Manuskript, das der inzwischen verstorbene Autor im Auftrage von H. M. Ledig-Rowohlt, 1940–1941 zusammengestellt hatte)
Was nicht aus diesen Quellen stammt, hat der Herausgeber woanders abgeschöpft – aus anderen Quellen. Die nachstehende Bibliographie verzeichnet sie zum Teil.

Alte deutsche Legenden, gesammelt von Richard Benz (Jena 1910)
Banne, *Le cardinal de Richelieu á Viviers*
Simone de Beauvoir, *Amerika – Tag und Nacht* (Hamburg 1950)
Elias Canetti, *Die Blendung* (München 1948)
Giacomo Casanova, *Memoiren* (Berlin 1926)
25 Chansons de la Vieille France, hg. von Pamela Wedekind (Konstanz 1949)
Gilbert Keith Chesterton, *Tremendous Trifles* (London 1909)
Colette, *Mitsou* (Wien 1949)
Daniel Defoe, *Glück und Unglück der berüchtigten Moll Flanders* (Stuttgart 1950)
Werner Finck, *Das Kautschbrevier* (Berlin 1947)
Brüder Concourt, *Idées et sensations* (1866)
Ivan Gontscharov, *Oblomov* (Zürich 1945)
Havard, *Dictionnaire de l'ameublement et de la décoration* (Paris 1887–1890)
Ernest Hemingway, *Wem die Stunde schlägt* (Frankfurt a. M. 1953)
Hugo von Hoffmannsthal, *Andreas oder Die Vereinigten* (Frankfurt a. M. 1953)
Ihr lieben Leute, höret zu! Hg. v. R. A. Stemmle (Berlin 1938)
James Joyce, *Ulysses* (Zürich 1948)
Erich Kästner, *Bei Durchsicht meiner Bücher* (Berlin 1946)
Choderlos de Laclos, *Gefährliche Liebschaften* (Stuttgart 1954)
Charles Lamb, *The Convaleszent*
Leonardo da Vinci, *Tagebücher und Aufzeichnungen* (München 1952)
Lin Yutang, *Weisheit des lächelnden Lebens* (Stuttgart 1938)
Herman Melville, *Moby Dick* (Hamburg 1950)
Christian Morgenstern, *Palmström* (Wiesbaden 1950)
Alfred Neumann, *Der Teufel* (Berlin 1926)
Ernst Penzoldt, *Der dankbare Patient* (Frankfurt a. M. 1955)
Marcel Proust, *Auf der Suche nach der verlorenen Zeit* (Frankfurt a. M. 1953–1957)

Reallexikon zur deutschen Kunstgeschichte, hg. von Otto Schmitt (Stuttgart-Waldsee), Bd. II, Sp. 383–394
Joachim Ringelnatz, *Und auf einmal steht es neben dir* (Berlin 1954)
Saint-Simon, *Memoiren*
Sampson, *A history of advertising*
Hans Ritter von Schweinichen, *Tagebuch*
Michail Sostschenko, *Schlaf schneller, Genosse!* (Berlin o. J.)
Stendhal, *Über die Liebe* (München 1953)
Laurence Sterne, *Yoricks empfindsame Reise* (Basel 1954)
Tallemant des Réaux, *Historiettes* (1833–1835)
Tausendundeine Nacht (Wiesbaden 1954)
Kurt Tucholsky, *Schloß Gripsholm* (Hamburg 1950)
James Thurber, *Rette sich, wer kann!* (Hamburg 1948)
E. A. Ch. Wasianski, *Immanuel Kant in seinen letzten Lebensjahren* (Königsberg 1804)
Walt Whitman, *Grashalme* (Hamburg 1956)
Graf Wilczek, *Erinnerungen* (Graz 1933)

Namenregister

Alexander III. der Große 10, 39
Andersen, Hans Christian 19
Anna Iwanowna, Kaiserin von Rußland 162f
Annenkow 134
Assurbanipal (Sardanapal) 38
August II. der Starke, Kurfürst von Sachsen 116

Balzac, Honoré de 101
Bandello, Matteo 136
Barnelt 142
Bassompierre, François de 79
Baudelaire, Charles 40, 125
Beauvoir, Simone de 70
Becket, Thomas 67
Benavente, Graf v. 54
Benserade, Isaac de 168
Binding, Rudolf G. 63
Boccaccio, Giovanni 32
Boigne, Gräfin 54
Bonnivet, Guillaume Gouffier de 137
Brantôme, Pierre de Bourdeille, Seigneur de 88f
Brecht, Bertolt 15
Breuhaus, Fritz August 61
Brognoli 141
Buddha 67
Busch, Wilhelm 23

Cagliostro, Alexander, Graf von 159
Canetti, Elias 19
Casanova de Seingalt, Giacomo 27, 67
Cervantes Saavedra, Miguel de 118
Chaucer, Geoffrey 111, 137
Chesterton, Gilbert Keith 41, 44
Chi'en Wenti, Kaiser 86
Chuang-Tzu 154
Coigny, Graf 56
Colette 79

Condé, Louis I. de Bourbon, Prince de 137
Corrozet, Giles 13
Crébillon, Claude Prosper Jolyot de 164, 172
Créquy 56
Cyrano de Bergerac, Savinien 42

David, König 137
Defoe, Daniel 100
Delacroix, Eugène 38
Descartes, René 41
Diane de Poitiers 45
Dickens, Charles 23, 30, 45
Dos Passos, John 57
Dostojevskij, Fedor M. 135
Duval, Raoul 11f

Edison, Thomas Alva 144
Eduard IV., König von England 135
Eliot, Thomas Stearns 67
Elisabeth, Kaiserin von Österreich 108
Elisabeth Farnese, Königin von Spanien 53
Elisabeth I., Königin von England 40
Eugen, Prinz von Savoyen 66

Fantin-Latour, Henri 10, 44
Finck, Werner 10
Fontaine, Pierre-François 66
Fontenelle, Bernard Le Bovier de 39
Franklin, Benjamin 26, 146
Franz I., König von Frankreich 59, 102, 137
Franz Joseph I., Kaiser von Österreich 108
Friedrich II., König in Preußen 67
Friedrich Wilhelm, Deutscher Kronprinz 107

Galizin, Fürst 163
Gaunt, William 44
Giraldi, Giovanni Battista Cinzio 135
Gleichen, Graf Ernst von 110, 113
Glinka, Michail I. 41
Goes, Albrecht 168
Goethe, Johann Wolfgang von 41, 59, 64, 67, 77, 79, 104, 147, 156
Goncourt, Edmond de 106
Goncourt, Jules de 106
Gontscharov, Ivan A. 45, 49
Görres, Johann Joseph von 141
Gotch, J. A. 72
Graham, Dr. 159ff
Grimm, Jacob 140
Grimm, Wilhelm 140
Guise, Henri I., Duc de 137

Hackett, Francis 102
Hamilton, Lady Emma 159
Hathaway, Anne 40
Hearn, Lafcadio 69
Heidegger, Martin 29
Heine, Heinrich 41
Heinrich II, König von England 67
Heinrich VII., König von England 102
Heinrich VIII., König von England 40
Heinrich II., König von Frankreich 45
Heinrich, Herzog von Liegnitz-Brieg 92
Heinse, Wilhelm 78
Hemingway, Ernest 73
Hobbes, Thomas 41
Hofmannsthal, Hugo von 170
Hoveden, Roger de 67
Humboldt, Alexander von 144
Hunter, Dr. 22, 26
Huntingdon, Earl of 48

Ibsen, Henrik 47
Isabella von Bourbon 107
Isabella von Portugal 48

Jean Paul 145
Jesus von Nazareth 167
Johannes Chrisostomus 93f
Joyce, James 17, 27
Jünger, Ernst 65

Kant, Immanuel 15f
Karl I. der Große, Kaiser 63
Karl V., Kaiser 116
Karl I., König von England 134, 161
Karl II., König von England 102
Karl XII., König von Schweden 11
Karl August, Herzog von Sachsen-Weimar 64
Karl der Kühne, Herzog von Burgund 107
Kästner, Abraham Gotthelf 116
Kästner, Erich 150
Katharina II., Kaiserin von Rußland 91
Kekulé von Stradonitz, August 157
Keller, Gottfried 110, 112
Konfuzius 23

Laclos, Choderlos de 116
Lamb, Charles 128
Lanchberry, Ernest 146
Lelemiko, Prinzessin 163
Leonardo da Vinci 127, 144, 155f, 167
Lichnowsky, Mechthilde 11
Lichtenberg, Georg Christoph 16, 57, 126f
Lichtenberg, Margarethe 16
Lin Yutang 22, 23f, 51
Liselotte von der Pfalz 16, 137
Löwen, Johann Friedrich 110
Ludwig XI., König von Frankreich 28
Ludwig XII., König von Frankreich 40, 102
Ludwig XIV., König von Frankreich 40, 52, 53, 133, 168
Ludwig XVI., König von Frankreich 39, 54f

Macarius von Alexandrien 95
Maenish, Robert 22
Maintenon Françoise d'Aubigné, Marquise de 52, 53f
Marchand 67
Maria Stuart, Königin von Schottland 88
Maria, Prinzessin von England 102
Marx, Groucho 146
Mary, Prinzessin von England 102
Matisse, Henri 10, 41, 44
Maupassant, Guy de 171
Melville, Herman 138
Michelangelo, Buonarotti 43
Milton, John 41
Mohammed 157
Molière 40
Moltke, Helmuth, Graf von 144
Montespan, Françoise-Athénaïs de Rochechouart, Marquise de 133
Morand, Paul 57
More, Thomas 101
Morgenstern, Christian 29

Napoleon I., Kaiser der Franzosen 18, 66f, 144, 167
Napoleon, König von Rom 167
Necker, Anne 28
Nelson, Horatio, Viscount 159
Neumann, Alfred 27
Noailles, Marschallin 53

Oranien, Prinz von 102
l'Orme, Charles de 49
Orsini, Prinzessin Anna Maria 53f

Penzoldt, Ernst 9, 24, 38, 47, 126
Percier, Charles 66
Peter I., Kaiser von Rußland 52, 66, 91, 116
Petronius Arbiter 76, 78
Philipp V., König von Spanien 54
Philipp der Gute, Herzog von Burgund 48
Pirandello, Luigi 112
Platon 167

Poliakoff, Vera 162
Polycletus von Larissa 39
Propertius, Sextus 86
Proust, Marcel 10, 41, 76, 148
Prud'hon, Pierre-Paul 167
Pullman, George Mortimer 60
Pylarchus 39

Richard II., König von England 40
Richard III., König von England 40, 50f
Richelieu, Armand-Jean Du Plessis de, Kardinal 10, 59f
Rilke, Rainer Maria 63
Ringelnatz, Joachim 12, 29, 31, 57, 144
Ronsard, Pierre de 173
Roper, Sir William 101
Rossini, Gioacchino 41
Rothelin-Longueville, Marquis de 102
Rousseau, Jean-Jacques 41

Saint-Simon, Louis de Rouvroy, Duc de 53, 134
Sand, George 134
Sartre, Jean-Paul 40
Schopenhauer, Arthur 146
Schwab, Gustav 169
Schweinichen, Ritter Hans von 92
Shakespeare, William 40, 48, 113, 133, 135
Sibylle von Cumae 67
Sostschenko, Michail 108, 146
Spence, Joseph 40
Spencer, Herbert 45
Stendhal 90
Sterne, Laurence 95
Stevenson, Robert Louis 41, 57
Strauß, Emil 79
Strindberg, August 145
Swift, Jonathan 40

Tallemant des Réaux, Gédéon 134
Tasso, Torquato 88, 145
Thurber, James 116, 118

Tucholsky, Kurt 113
Twain, Mark 10, 41

Verlaine, Paul 78
Victoria, Königin von England 107
Victoria, Kronprinzessin 107
Villeroy 91
Virchow, Rudolf 144
Voltaire 45

Walther von der Vogelweide 71
Wasianski, F. A. Ch. 15
Wedekind, Pamela 104

Wedel, Otto Joach. Moritz von 65
Whistler, James 45
Whitman, Walt 170f
Wieland, Christoph Martin 99
Wilczek, Graf Hans 107
Wilhelm IV., König von England 107
Wolfe, Thomas 47
Wolfram von Eschenbach 58
Wright, Whitaker 49

Xenophon 166

Kurt Kusenberg

Mal was anderes
Phantastische Erzählungen.
Sonderausgabe
512 Seiten. Gebunden
(Erzählerbibliothek)
und als rororo 113

Lob des Bettes
Eine klinophile Anthologie
rororo 12687

C 81/22

Kleine Nachtischbändchen

Eine Auswahl

Chas Addams
Schwarze Scherze
Gruselgraphik
100 Seiten Zeichnungen des Autors.
Gebunden

Claire Bretècher
Frühlingserwachen
Zwei Bildergeschichten für frustrierte
Eltern
120 Seiten Comics. Gebunden

Jean Effel
**Heitere Schöpfungsgeschichte für
fröhliche Erdenbürger**
Mit Illustrationen des Autors
192 Seiten. Gebunden
Das Liebesleben von Adam und Eva
erforscht in 110 Bildern.
Mit Illustrationen des Autors
120 Seiten. Gebunden

Pericle Luigi Giovannetti
Max oder die Tücken des Objekts
40 Bildergeschichten mit Illustrationen
des Autors
120 Seiten. Gebunden

Graham Greene
Heirate nie in Monte Carlo
Ein Flitterwochen-Roman
170 Seiten. Gebunden

Elsa Sophia von Kamphoevener
Liebeslist
Drei alttürkische Erzählungen
120 Seiten. Gebunden

C 2148/3

Kleine Nachttischbändchen

Eine Auswahl

Manfred Kyber
Ambrosius Dauerspeck und Mariechen Knusperkorn
Unter Tieren mit Manfred Kyber
160 Seiten. Gebunden
Das patentierte Krokodil und andere Tiergeschichten
120 Seiten. Gebunden

Raymond Peynet
Mit den Augen der Liebe
Ein Bilderbuch für zärtliche Leute
192 Seiten. Gebunden
Sprache des Herzens
Ein Bilderbuch für Empfindsame
120 Seiten. Gebunden
Zärtliche Welt
Ein Bilderbuch für Liebende und andere Optimisten
180 Seiten. Gebunden

E.O. Plauen
Vater und Sohn
38 Bildergeschichten mit Zeichnungen des Autors.
128 Seiten. Gebunden

Gregor von Rezzori
Die schönsten maghrebinischen Geschichten
180 Seiten. Gebunden

Carl Zuckmayer
Der Seelenbräu
Eine Geschichte aus dem Salzburger Land.
Mit 20 Illustrationen von Otto Schauer
192 Seiten. Gebunden

C 2148/2 a

Mascha Kaléko

«Man nennt sie Großstadtdichterin, Poetin der Metropole Berlin, der sie aufs Maul schaut. In ironisch-zärtlichem Ton verfaßt Mascha Kaléko Alltagslyrik, sogenannte «Gebrauchslyrik». Sachlich und ohne Attitüde persifliert sie Gefühle. Weltschmerz, Liebeswahn, entstanden aus genauer Beobachtung der Menschen um sie herum und dem eigenen Leben.»
Anna Rheinsberg «Emma»

Das lyrische Stenogrammheft
Mit Zeichnungen von Werner Klemke.
120 Seiten. Gebunden als «Rowohlt-Nachttischbändchen» und als rororo 1784

Der Stern, auf dem wir leben
Verse für Zeitgenossen.
Herausgegeben von Gisela Zock-Westphal mit Illustrationen von Werner Klemke.
120 Seiten. Gebunden als «Rowohlt Nachttischbändchen» und als rororo 4659

rororo

C 2298/1

Kurt Tucholsky

Schloß Gripsholm
Eine Sommergeschichte.
Mit 23 Illustrationen von Wilhelm M. Busch
240 Seiten. Gebunden und als
rororo 4

Rheinsberg
Ein Bilderbuch für Verliebte.
Mit 15 Illustrationen von Werner Klemke
120 Seiten. Gebunden und als
rororo 261

Wenn die Igel in der Abendstunde
Gedichte, Lieder und Chansons
Mit 15 Illustrationen von Werner Klemke
200 Seiten. Gebunden und als
rororo 5658

Wo kommen die Löcher im Käse her?
Glossen und Grotesken
Mit Zeichnungen von Werner Klemke
160 Seiten. Gebunden

Das Kurt-Tucholsky-Chanson-Buch
Herausgegeben von Mary Gerold-Tucholsky
und Hans-Georg Heepe
Texte und Noten 368 Seiten. Kartoniert

Deutschland, Deutschland über alles
Ein Bilderbuch von Kurt Tucholsky und
vielen Fotografen.
rororo 4611

**Lesebuch
Wir Negativen**
Herausgegeben und Nachwort von
Hans Preschner
256 Seiten. Gebunden

C 143/34

Kurt Tucholsky

Briefe aus dem Schweigen 1932-1935
Briefe an Nuuna
Herausgegeben von Mary Gerold-Tucholsky
und Gustav Huonker.
320 Seiten. Gebunden und als
rororo 5410

Die Q-Tagebücher 1934-1935
Herausgegeben von Mary Gerold-Tucholsky
und Gustav Huonker.
448 Seiten. Gebunden und als
rororo 5604

Zwischen Gestern und Morgen
Eine Auswahl aus seinen Schriften und
Gedichten. rororo 50

Panter, Tiger & Co.
Eine neue Auswahl aus seinen Schriften
und Gedichten. rororo 131

Ein Pyrenäenbuch
Bericht einer Reise
rororo 474

Politische Briefe
zusammengestellt von Fritz J. Raddatz
rororo 1183

Politische Justiz
Vorwort: Franz Josef Degenhardt
Zusammengestellt von Martin Swatzenski
rororo 1336

Politische Texte
Herausgegeben von Fritz J. Raddatz
rororo 1444

C 143/34 b